Gesunder und gestörter Schlaf

Praxiswissen für die Patientenberatung

Egid Strehl und Cordula Lebert

Gesunder und gestörter Schlaf

Praxiswissen für die Patientenberatung

Egid Strehl und Cordula Lebert

Govi

ISBN 978-3-7741-1609-2 (e-Book: ISBN 978-3-7741-1610-8)

Apothekerhaus, Eschborn, Carl-Mannich-Straße 26, 65760 Eschborn
avoxa.de, govi.de

Titelbild: ©fizkes - stock.adobe.com
Satz: Fotosatz Buck, Kumhausen/Hachelstuhl
Druck und Verarbeitung: Medienhaus Plump GmbH, Rheinbreitbach
Printed in Germany

Bibliografische Information der Deutschen Nationalbibliothek
Die Deutsche Nationalbibliothek verzeichnet diese Publikation in der Deutschen Nationalbibliografie; detaillierte bibliografische Daten sind im Internet über http://dnb.d-nb.de abrufbar.

Wichtiger Hinweis

Die überwiegende Verwendung der männlichen Form (z. B. Apotheker) geschieht ausschließlich aus Gründen der besseren Lesbarkeit. Sämtliche Personenbezeichnungen gelten gleichermaßen für alle Geschlechter (m/w/d).

Inhaltsverzeichnis

Vorwort

Vertraut man den Statistiken zur Schlafqualität der EU-Bürger, werden Apotheker und Ärzte an jedem ihrer Arbeitstage gelegentlich sogar mehr als einmal mit schlafbezogenen Problemen ihrer Patienten konfrontiert. Beide Berufsgruppen kennen die pharmakologischen Möglichkeiten der Linderung von Schlafstörungen bereits aus ihrem Studium gut. Nicht jedoch in demselben Ausmaß können sie auf solide Kenntnisse der Schlafphysio- und -pathophysiologie zurückgreifen. Ebenso lässt sich vertieftes Wissen zur Beeinflussbarkeit eines unerquicklichen Schlafs durch nicht-schulmedizinische und psychologische Behandlungsansätze meist nur isoliert und aus verschiedenen – oft sogar diffusen – Quellen zusammentragen.

Dieser kompakte Band möchte die hier aufgezeigten Lücken wenigstens an der Basis schließen und eine Übersicht der medikamentösen Behandlung in kurzer Weise zur Verfügung stellen.

Die Autoren hoffen, damit praxisrelevantes Hintergrundwissen für die tagtägliche souveräne Beratung von ratsuchenden Patienten bereitzustellen.

Freiburg und Effeltrich im Dezember 2021

Prof. Dr. Egid Strehl
Dr. Cordula Lebert

Einleitung

Schlafen und Wachen, das ist die endlose Sinuskurve unseres Lebens. Der Schlaf ist in einen fundamentalen Rhythmus aller Lebensvorgänge auf der Erde eingebettet. Erwachsene mittleren Alters verbringen ein knappes Drittel ihrer Zeit im Bett, Kleinkinder „verschlafen“ sogar zwei Drittel des Tages. Ältere Menschen kämpfen dagegen vielmals mit dem Schlaf, dass er sie wenigstens fünf bis sechs Stunden einigermaßen erquickend in seine Arme nehmen möge. Weltweit leiden schätzungsweise 600 Millionen Menschen unter Schlafstörungen. Bei rund 300 Millionen sind depressive Verstimmungen mit-verantwortlich dafür, dass sie schlecht schlafen. Bei etwa 38 Millionen Mitmenschen führt ihre Alzheimer-Demenz dazu, dass sie zu wenig Schlaf finden.

Für unsere deutsche Bevölkerung liegen viel detailliertere und subtilere Erkenntnisse darüber vor, warum Menschen über Schlafprobleme klagen. In unserer Gesellschaft sind dies 33 Prozent, die Hälfte davon ist durch eine ärztliche Diagnose bestätigt. Laut einer Umfrage des Forsa-Instituts im Auftrag der Techniker Krankenkasse (TK) und der Kaufmännischen Krankenkasse (KKH) verdoppelte sich die Zahl der schlecht schlafenden Bürger – nicht zuletzt der Corona-Pandemie geschuldet – allein in der Zeit von Juni 2020 bis März 2021. Viele Insomnien sind unserer hochzivilisierten Lebensweise und dem individuellen Lifestyle geschuldet. Stress ist hierzulande der Schlafkiller Nummer Eins; überbordendes körpereigenes Cortisol die Ursache dafür. Die von Schlaflosigkeit Geplagten fürchten sich entsprechend vor Bluthochdruck, Herzinfarkt, Übergewicht und Depression; ein Großteil davon leidet bereits darunter. Nicht wenige Mitbürger greifen dann reflexartig zu Schlaftabletten und bekämpfen damit das Übel lediglich symptomatisch und an der Oberfläche.

Werfen wir einen kurzen vergleichenden Blick auf das Schlafverhalten von Tieren: Viele Tiere fallen in einen Winterschlaf, weil sie es nicht verstehen oder es einfach nicht machbar ist, für diese Zeit ausreichende Nahrungsvorräte zurückzustellen. Beispielsweise finden sowohl Bienen als auch Bären im Winter nur Bruchteile dessen vor, was sie zu ihrer kontinuierlichen Ernährung benötigen würden. Stattdessen fahren sie ihre Körpertemperatur und damit ihren Stoffwechsel und Energiebedarf herunter. Der syrische Hamster dagegen frisst sich – wie viele andere Tierarten auch – im Herbst einen gehörigen Speckmantel an und verstoffwechselt ihn dann während der kalten Jahreszeit im Zuge ausgedehnter Schlafperioden. Schlafen ist bei Tieren auch nicht identisch mit Liegen. So schlafen etwa Elefant und Giraffe, aber auch etliche Vögel, teilweise im Stehen. Bis auf die Fische schlafen Wirbeltiere übrigens üblicherweise mit geschlossenen Augen, Katzen gelegentlich auch mit offenen Augen. Rinder und Katzen kennen noch einen Zwischenzustand zwischen Schlafen und Wachen, der als Dösen bezeichnet wird. Sie sind dann zwar regungslos, aber ihre Weckschwelle ist niedrig. Auch die Kuh döst acht Stunden am Tag, hält dabei aber Kopf und Hals aufrecht und käut wieder; nur zwei bis vier Stunden verweilt sie in völliger Ruhestellung. Diese ist beim Pottwal senkrecht im Wasser stehend, bei der Fledermaus jedoch kopfüber hängend.

Wesentlich einheitlicher ist demgegenüber das Schlafverhalten des Menschen. Dafür kennt er viele Ursachen und Gründe für Schlafprobleme. Möglichkeiten, diesen effizient zu begegnen, werden im vorliegenden Werk so vorgestellt, dass sie gut in die tägliche Beratungspraxis in der Apotheke, aber auch in die ärztliche Sprechstunde übernommen werden können. Dies geschieht auf der Basis des im ersten Teil dieses Buches vermittelten Grundlagenwissens.

Dieses Buch erhebt den Anspruch, Hintergrundwissen über den gesunden und gestörten Schlaf zu präsentieren und alternative Möglichkeiten aufzuzeigen, wie differenzierten Problemen mit dem Schlaf mit ebenfalls angepassten sowie gleichermaßen naturnahen und kausal wirkenden Behandlungsansätzen beizukommen ist. Denn Schlafstörungen üben nicht nur einen beträchtlichen Leidensdruck auf den Einzelnen aus, sie ziehen vielmehr auch eine Reihe negativer Auswirkungen für die Allgemeinheit nach sich, und zwar nicht nur wirtschaftliche.

1 Schlaf und Schlafphysiologie

1.1 Sinn des Schlafens

Im Schlaf regeneriert sich der Körper. Besonders im Tiefschlaf teilen sich mehr Zellen als sonst. Ebenso werden mehr Proteine neugebildet, vor allem der Großteil der täglich produzierten Wachstumshormone. Der Schlaf stellt also einen Reparatur-Prozess dar. Nicht zuletzt profitieren die Augen von der Regeneration im Schlaf, die regelmäßig zu brennen beginnen, wenn man „übernächtigt" ist. Die REM-Schlaf-Phase (REM: Rapid Eye Movement) dient besonders der Regeneration des zentralen Nervensystems und damit der Psyche, was aus den intensiven Traumerlebnissen in dieser Phase ersichtlich wird. Im REM-Schlaf ist die willkürliche Muskulatur völlig erschlafft, das Gehirn aber doppelt so stark durchblutet wie sonst. Das Gehirn legt in dieser Phase die wichtigsten Sinneseindrücke und Informationen des vergangenen Tages geordnet ab, während es überflüssige löscht. Es wird dadurch auf die Aufnahme späterer neuer Sinneseindrücke vorbereitet und kann diese dann konzentriert registrieren, verarbeiten und speichern. Da dies alles im Schlafentzug entfällt, wird erklärlich, warum es dann zu den bereits beschriebenen typischen psychischen Ausfallserscheinungen kommt.

Der Münchner Schlafforscher Thomas Pollmächer machte die erstaunliche Beobachtung, dass Menschen mehr und tiefer schlafen, wenn sie in ein künstliches Fieber versetzt werden. Dies wird dadurch erklärt, dass das Immunsystem in einer Krankheit mehr Schlaf benötigt. Umgekehrt werden Menschen auch leichter krank, wenn sie zu wenig oder gar nicht schlafen. Schlafmangel macht also sowohl krankheitsanfälliger als auch steigert er das Risiko, gegen den Willen einzuschlafen. Schlafmangel kann am Arbeitsplatz und im Straßenverkehr tödlich sein [2, 45].

1.2 Schlafmuster unterschiedlicher Lebensphasen

Im Alter verändert sich der Schlaf. Viele klagen dann über Ein- und Durchschlafprobleme. Was können sie für eine rundum erholsam Nacht tun? Tiefer, erholsamer Schlaf ist für Gesundheit und Wohlbefinden existenziell wichtig. Denn nur während des Schlafens können sich der Körper und Geist umfassend regenerieren, um wieder fit zu sein. Doch ab dem 50. Lebensjahr verändern sich die natürlichen Schlafphasen in der Nacht: Der körperlich sehr entspannende Traumschlaf und der für die Regeneration so wichtige Tiefschlaf werden immer weniger. Der leichte Schlaf dagegen, bei dem man schnell durch Geräusche gestört und wach wird, nimmt zu.

Häufig ändern sich auch die Schlafmuster. Während Babys noch „polyphasisch", das heißt in mehreren Phasen mit Unterbrechungen schlafen und Kleinkinder meist „biphasich", also in zwei Phasen nachts und mittags, ist bei größeren Kindern und Erwachsenen „einphasisches" Schlafen die Norm, also nur einmal länger am Stück in der Nacht. Dieses Muster ist durch die gesellschaftlichen Rhythmen mit ihrem üblichen Alltagstakt – beispielsweise Arbeitszeiten –

vorgegeben. Fallen solche sozialen Zeitgeber weg, weil man weniger Verpflichtungen hat oder im Ruhestand ist, kehrt bei vielen wieder ein bi- oder sogar polyphasisches Schlafmuster zurück. Sie schlafen nicht mehr so lange in der Nacht, zum Beispiel nur fünf statt acht Stunden, machen dafür tagsüber häufiger ein Nickerchen. So kommen ältere Menschen auf die gleiche Gesamtschlafdauer wie jüngere Erwachsene, ihr Schlaf ist nur anders verteilt. Gerade darunter leiden aber viele ältere Menschen. Für sie ist der Nachtschlaf viel zu kurz, weil sie schon im Morgengrauen wieder wach werden. Wer das nicht möchte, sollte sein Verhalten ändern.

1.3 Schlafbedarf im Verlauf des Lebens

Neugeborene schlafen häufig, aber kurz. In ihren Wachphasen sind sie überwiegend mit der Nahrungsaufnahme beschäftigt. Die verschiedenen Schlafphasen verteilen sich über 24 Stunden, Neugeborene schlafen etwa acht Stunden in der Nacht und acht Stunden am Tage. Allerdings schlafen sie weder am Tag noch während der Nacht durchgehend am Stück. Säuglinge zeigen Rhythmen von drei oder vier Stunden Dauer; solche Rhythmen nennt man ultradian: sie sind noch keineswegs mit Tag- und Nachtzeiten synchronisiert.

Erst in einem Alter von etwa fünf Jahren haben Kinder beim Schlafen und Wachen einen klaren 24-Stunden-Rhythmus erreicht. In diesem Alter wird nachts selten mehr als zehn bis zwölf Stunden geschlafen, tagsüber am frühen Nachmittag kann eventuell noch ein kurzes Nickerchen dazukommen. In den Folgejahren bis zum Beginn der Pubertät verkürzt sich die kindliche Schlafdauer kontinuierlich weiter bis auf etwa 8,5 Stunden nachts. Im Schulkind-Alter wird nur noch nachts, tagsüber gar nicht geschlafen. Ein Mittagsschlaf findet nur statt, wenn das Kind krank ist. Dieses Schlafverhalten ändert sich bis zu einem Alter von 16 bis 18 Jahren kaum noch. Allerdings beginnen Jugendliche oft in dieser Altersspanne nach sehr eigenwilligen und sehr typischen neuen Rhythmen zu leben, indem sie abends spät zu Bett gehen – vor allem am Wochenende und immer dann, wenn es organisatorisch möglich ist (Ferienzeit) – und bis weit in den Morgen beziehungsweise Vormittag hinein schlafen. Die Schlafdauer wird hier häufig erheblich länger als acht Stunden. Die Mehrheit der Jugendlichen verträgt ein solches Schlafverhalten ganz gut und kompensiert entsprechend den verlorenen Nachtschlaf tatsächlich tagsüber. Nur eine geringere Anzahl entwickelt erkennbare Schlafstörungen.

1.4 Schlafbedarf Erwachsener

Für die Altersspanne von 20 bis 60 Jahren hat sich üblicherweise eine Schlafdauer von gut sieben Stunden eingependelt. Allerdings beginnt bereits ab der vierten Lebensdekade die Schlafqualität subjektiv und objektiv geringer zu werden. Der Schlaf wird bereits etwas flacher, der Mensch wacht in dieser Lebensspanne nachts immer wieder mal auf und erlebt seinen Schlaf insgesamt als weniger befriedigend. In der Mitte der fünften Dekade können Schlafprobleme noch einmal zunehmen, so dass der Mensch das Gefühl entwickelt, er müsse früher zu Bett gehen und auch insgesamt regelmäßiger schlafen. Auch eine deutlicher werdende Tagesmüdigkeit legt ihm dies nahe. Ebenso wird Arbeiten im Schichtbetrieb nicht mehr so gut weggesteckt, da Schichtarbeit objektiv einer der stärksten Störungsfaktoren einer circadianen Rhythmik ist. Die circadianen Rhythmen der Körpertemperatur des Schlafens und Wachens, der Erholungsphasen und der Ausschüttung von Hormonen und sonstigen Botenstoffen, die

Verdauung sowie die circadianen Rhythmen der Herz-, Hirn- und Atemtätigkeit sind noch gut ineinander verwoben.

Die vorgenannten rhythmisch ablaufenden Körperfunktionen bleiben auch in der siebten Lebensdekade anfänglich noch weitestgehend synchron. Dies gilt jedoch nicht für das Schlafen und Wachen, das bei dem nunmehr älteren menschlichen Organismus sich immer stärker von den übrigen circadianen Parametern abzukoppeln beginnt. Mit dem zunehmenden Alter verlagert sich der Zeitpunkt, zu dem der Mensch schlafen gehen möchte, nach vorne. Dies ist auch messbar beispielsweise an der Körpertemperatur, deren Tiefpunkt nun nicht um drei Uhr nachts auftritt, sondern allmählich immer früher. Es etabliert sich eine sogenannte „Phasenvorverlagerung". Da dies auch für die nächtliche beziehungsweise frühmorgendliche Cortisolausschüttung gilt, tendiert der ältere Mensch dazu, früher aufzustehen als in jüngeren Jahren, unter anderem daran erkennbar, dass die meisten Bewohner von Altenheimen früher wach sind als jüngere Altersgruppen. Wie bereits erwähnt, erklärt sich das auch dadurch, dass Senioren auch früher zu schlafen beginnen und weniger Schlaf benötigen als in seinen früheren Lebensjahrzehnten. Außerdem schlafen viele betagte Personen auch mittags und wachen auch deshalb morgens sogar sehr viel früher auf als Erwachsene mittleren Alters. Gehen ältere Menschen etwa um 21 Uhr – was recht häufig so praktiziert wird – zu Bett, haben sie ein siebenstündiges Schlafquantum bereits um vier Uhr morgens abgeleistet. Versucht der Senior dennoch, weiterzuschlafen, interpretiert er die Probleme hiermit oft als Schlafstörung, die objektiv betrachtet, gar nicht vorliegt. Entsprechend sollte ein älterer Patient, der darüber klagt, nicht gut durchschlafen zu können, immer zuerst gefragt werden, wann er am Abend üblicherweise seine Schlafstatt aufsucht und zu welcher objektiv registrierten morgendlichen Zeit er seine vermeintlichen Durchschlaf-Probleme wahrnimmt.

1.5 Gesunde Schlafdauer

Jeder Mensch hat seine ganz persönliche Schlafdauer, die für ihn sowohl subjektiv als auch objektiv optimal ist. Bei Kurzschläfer-Champions scheint eine genetische Basis für diese „Fähigkeit" zugrunde zu liegen.

Über die individuelle optimale Schlafzeit ist ein Jahreszeiten-Rhythmus moduliert, da im Winter üblicherweise länger, im Sommer aber kürzer geschlafen wird. Auch schlafen Frauen natürlicherweise etwas länger als Männer, falls es ihre Lebensumstände wie der familiäre Rhythmus erlauben. Schließlich schlafen Menschen meist länger als es ihrer Norm entspricht, wenn sie krank sind, unter akuter Stressbelastung jedoch meist kürzer. Schließlich wirkt es sich auf die individuelle Schlafdauer auch aus, ob auf einer harten oder weichen Unterlage geruht wird und ob allein in einem Raum oder mit mehreren zusammen in einem Schlafsaal geschlafen wird. Schließlich müssen Menschen zuvor mehrfach nacheinander ihre innere circadiane Schlaf-Uhr ignoriert haben, bis von ihrer Umgebung überhaupt wahrgenommen werden kann, dass sie gerade müde wirken, unaufmerksam und/oder langsamer sind beziehungsweise, dass sie schlechte Laune haben oder sogar krank wirken.

Die mehrfach zitierten Andechser Schlaf-Isolationsstudien geben zudem Aufschluss darüber, dass die meisten Probanden acht Stunden schliefen, während sie sechzehn Stunden oder auch etwas mehr wach waren. Dabei wurde ihnen ihre Schlafenszeit weder von einem Wecker noch von Hell-Dunkel-Phasen diktiert. Menschen, die ständig gegen ihre innere Uhr dass das Temperaturminimum auch eine gewisse Flexibilität aufweist. Am sichersten lässt es sich durch soziale Reize und den Zutritt von hellem Licht am Morgen zurück verschieben.

1.5.4 Schlaf in der Mittagszeit

Nicht nur jeder „normale" fünfte Deutsche schläft mittags mehr oder weniger regelmäßig, nein, sogar Manager, Wissenschaftler, und Politiker pflegen mit dem gleichen Proporz die Mittagsruhe. Heute ignoriert der moderne Alltag allerdings den Mittagsschlaf, während in den städtischen Kulturen des Mittelalters das Nickerchen gerade bei der feinen Gesellschaft ausgesprochen beliebt war. Im modernen Industriezeitalter missachtet und ächtet man den Mittagsschlaf geradezu gering. Denn die Siesta wird immer weniger mit Vergnügen, Erholung und Lust verbunden, sondern mit klein, schwach, krank und alt. Die Andechser Untersuchungen bestätigten das Mittagstief des Menschen und auch die Schlafforschung lieferte weitere Belege hierfür. Am geneigtesten sind die Menschen für eine kürzere Schlafpause jeweils zwischen 13 und 14 Uhr. Dieses Mittagstief ist wie das nächtliche Tief um drei Uhr ziemlich unabhängig von einer Essensaufnahme. Der israelische Schlafforscher Peretz Lavie nannte die Tageszeiten, in denen man besonders gerne einschläft, „sleep gates". Das sleep gate öffnet sich am weitesten für einen Schlummer in der Nacht gegen drei Uhr, aber auch am frühen Nachmittag. Besonders günstig hierfür ist die Zeit zwischen 14 und 15 Uhr.

Laut Professor Sara C. Mednick vom Schlaflabor der Universität von Kalifornien hat der Mensch ein biologisches Bedürfnis nach einem Mittagsschläfchen. Dies rührt vermutlich noch aus der Zeit, in der die meisten Menschen noch die Möglichkeit hatten, regelmäßiger ein Nickerchen machen zu dürfen. Kaffee ist nur ein minderwertiger Ersatz für diese Mittagsruhe, was laut Mednick mit einer Vielzahl von vergleichenden Gedächtnisübungen belegt wird. Nach ihren Forschungsdaten haben die meisten Menschen, aber auch Tiere in der Zeit von 14–15 Uhr einen sogenannten postprandialen Einbruch und erleben so eine Ebbe in ihrer Leistungsfähigkeit. Sie fühlen sich Zu dieser Zeit tatsächlich schläfrig.

Der Kreislauf hat einen ultradianen Rhythmus. Es gibt zwei Tiefpunkte, nämlich um drei Uhr morgens und am frühen Nachmittag. Zu diesen Zeiten ist man kreislaufbedingt weniger leistungsfähig als zu den übrigen Tageszeiten. Demzufolge schlafen zwei Drittel der Menschen über 60 Jahren, insbesondere wenn sie bereits verrentet sind, ungeniert mittags. Bei einer großen repräsentativen Studie in Deutschland mit mehr als 4.000 Befragten aller Altersgruppen erklärten mehr als 20 Prozent, dass sie sich zwei oder sogar mehrere Male pro Woche mittags regelmäßig ein Nickerchen gönnen. Sie gaben auch an, dass sie sich nach jedem Schläfchen fit und erholt fühlten. Allerdings wurde von einigen auch berichtet, dass sie sich bis zu einer Viertelstunde danach schlecht gelaunt und leicht schlaftrunken fühlten. Sie meinten, langsamer zu reagieren und leichte Probleme mit ihrer Konzentration und/oder der Gedächtnisleistung zu haben. Derartige Eindrücke unterblieben jedoch meist, wenn das Nickerchen auf zehn bis 30 Minuten beschränkt blieb.

Es gibt einen probaten Trick, die Dauer des Mittagsschlafs auf maximal eine halbe Stunde zu limitieren: Trinkt der Schlafwillige unmittelbar vor seinem Nickerchen eine Tasse Kaffee, so kann er das darin enthaltene Coffein als eine Art biologischen Wecker einsetzen, da die Coffeinwirkung nämlich erst nach etwa 30 Minuten einsetzt. Eine weitere Möglichkeit wäre, einen Schlüsselbund in den Fingern zu halten, der dann unter Weckgeräuschen zu Boden fällt, wenn die schlafbedingte Muskelentspannung eintritt.

1.5.5 Vorteile einer Siesta

Soll durch einen Mittagsschlaf nur die ohnehin leistungsarme Zeitspanne überbrückt werden? Oder soll damit möglichst ausgeschlossen werden, dass man nachmittags unvorhergesehen abrupt einschläft? Oder wirkt der Mittagsschlaf nachweislich leistungssteigernd?

Zur Beantwortung dieser Fragen steuerte die NASA ein eindrucksvolles wissenschaftliches Experiment bei: Von zwei dreiköpfigen Cockpit-Besatzungen auf Langstreckenflügen musste die eine ohne jede Pause „durcharbeiten", während von der anderen jeweils einer der Piloten eine Schlafpause zugestanden bekam. Nach dem Schläfchen waren die Piloten wieder voll leistungsfähig; sie waren um ein Drittel aufmerksamer und reaktionsschneller als zuvor. In der anderen 3er-Besatzung wurde bezeichnenderweise zudem bestätigt, dass die Müdigkeit eines der Piloten auf die beiden anderen „ansteckend" wirkte. Ein anderer Kontrollgruppen-Vergleich belegte zudem, dass ein Nickerchen auch die Gedächtnisleitung nachweislich steigert. Versuchspersonen mussten eine Liste sinnloser Silben auswendig lernen. Probanden, die danach kurz schlafen durften, konnten das Gelernte besser wiedergeben als diejenigen, denen zu schlafen verwehrt worden war.

1.6 Licht und andere äußere Rahmenbedingungen

In einem Schlafzimmer sollten üblicherweise folgende Raumbedingungen herrschen, wenn sich eine Person zum Nachtschlaf dorthin begibt. Die Lichtstärke beträgt 1 Lux, der Geräuschpegel liegt bei 30 Dezibel, die Temperatur beträgt 16 Grad Celsius und die Luftfeuchte 40 bis 60 Prozent. Bei diesen Rahmenbedingungen schläft man normalerweise gut. Demgegenüber weist ein Wohnzimmer üblicherweise folgende Ambiente-Faktoren auf: Die Lichtstärke liegt um 50 Lux, der Geräuschpegel bei etwa 50 Dezibel, die Raumtemperatur bei 18 Grad und höher, lediglich die Luftfeuchtigkeit ist üblicherweise dieselbe wie im Schlafzimmer.

Die Helligkeit des Lichts in der Umgebung ist einerseits dafür verantwortlich, wieviel Melatonin gerade produziert wird (je heller das Licht, desto weniger) und stört andererseits auch direkt das Einschlafen. Gemäß einer bereits seit längerem vertretenen These, kann Licht in Abhängigkeit von seiner Intensität unmittelbar die im Blut vorhandene Melatoninkonzentration steigern oder vermindern.

Ein Lux entspricht der Helligkeit einer Kerze in einem Meter Abstand. Per definitionem ist „Lux" demnach die Beleuchtungsstärke auf einer Fläche. Der von einer Lichtquelle ausgehende Lichtstrom wird in „Lumen" (lm) Unter Berücksichtigung einer beleuchteten Fläche von 1 qm wird 1 Lux auch als 1 Lumen auf 1 qm verstanden (1 lx= 1 lm/qm). In normal belichteten Räumen, beispielsweise in Küchen, herrscht gewöhnlich eine Lichtstärke von etwa 100 lx, in Büros mit Fensterflächen sollen vorschriftsgemäß 300 bis 400 lx zu messen sein, in Großraumbüros sogar 1000 lx. Vom Sonnenlicht kommen selbst an einem wolkigen Wintertag etwa 1500 lx auf der Erde an, an einem hellen Sommertag bis etwa 100.000 lx.

Besonders störend auf die Schlafqualität soll sich blaues Licht auswirken, da es wie das Sonnenlicht selbst Tageshelligkeit simuliert. Es herrscht in weißem Licht vor und durch die zunehmende Verwendung von LED-Lichtquellen ist blaues Licht noch präsenter geworden. Ebenso enthält die Licht-Zusammensetzung auf Bildschirmen und Mobiltelefonen zu viel Blauanteil, um die Melatoninbildung und -ausschüttung nicht nachteilig zu beeinflussen. Die Bedeutung des Blaulichtanteils als Störquelle eines gesunden Schlafs wird allerdings von einigen Schlafforschern angezweifelt.

Die vorstehenden Ausführungen in den Kapiteln 1.1 bis 1.5 finden sich so oder sinnidentisch in den Quellen [12] und [45]. Sie werden jeweils auch durch die Aussagen diverser weiterer im Literaturverzeichnis zitierten Fundstellen, vor allem der einschlägigen Therapie-Leitlinien bestätigt.

1.7 Genussmittel und Schlaf

1.7.1 Nikotin

Einfluss von Nikotin auf Schnarchen und Schlafapnoe

Bei Rauchern folgen Phasen ungestörten Schlafs, von Schnarchen und von obstruktiver Schlafapnoe aufeinander. Dadurch wird die Schlafqualität empfindlich vermindert und die Vigilanz am Tag entsprechend reduziert. Es kommt aber auch zu vermehrten kardiovaskulären Komplikationen wie beispielsweise arterieller Hypertonie, Schlaganfall und Herzrhythmusstörungen, die alle ihrerseits ebenfalls eine ausgeprägte Insomnie verursachen.

In größeren epidemiologischen Studien wurde herausgefunden, dass durch Rauchen Schnarchen 13 Prozent stärker verursacht wird als Schnarchen in Folge von Übergewicht. Für die obstruktive Schlafapnoe liegen allerdings noch keine belastbaren entsprechenden Daten vor. Ebenso finden sich keine Interventionsstudien, die diesbezügliche Effekte durch eine Tabakentwöhnung untersuchten. Es erübrigt sich, betonen zu müssen, dass Krankheiten, die unter erhöhtem Nikotinkonsum vermehrt auftreten wie chronische Bronchitis, chronisch obstruktive Lungenerkrankung (COPD) sowie damit vergesellschafteter Husten die Schlafqualität ebenfalls beträchtlich reduzieren. Mehrere große epidemiologische Querschnitt- und Längsschnittstudien führen zu dem Ergebnis, dass Rauchen die Lungenfunktion erheblich verschlechtern kann (Kerstiens et al. 1997). Somit leiden nicht nur die aktiv rauchenden Bevölkerungsanteile an einer erheblichen Minderung ihrer Schlafqualität, sondern ebenso etwa ein Viertel der nicht rauchenden Bevölkerung, die Rauchern regelmäßig passiv ausgesetzt ist. Es sei abschließend noch betont, dass im Hinblick auf einen guten Schlaf Rauchreduktion keine akzeptable Alternative zum konsequenten Rauchstopp darstellt.

1.7.2 Alkohol

Alkoholwirkungen auf die Atmung

Alkoholkonsum begünstigt Schnarchen und das Schlafapnoe-Syndrom, das konnte in epidemiologischen Untersuchungen mit statistisch hoch signifikanten Korrelationen nachgewiesen werden. Alkohol beeinträchtigt die Aktivität des Nervus hypoglossus und des Nervus recurrens, nicht jedoch diejenige des Nervus phrenicus. Die Zwerchfellaktivität bleibt aber konstant. Alkohol erhöht damit sowohl die Anzahl als auch die Dauer von obstruktiven Apnoe-Phasen.

Der Atemwiderstand steigt unter Alkoholeinfluss auch im Schlaf an, bevor es zu einem vermehrten Auftreten von Weckreaktionen kommt [37].

Im Verlauf einer Alkoholabstinenz bessert sich auch der Schlaf. Hypoxien werden im Zeitraum von drei bis sechs Wochen Abstinenz seltener. Allerdings ist in der Phase eines akuten Alkoholentzugs, beziehungsweise unter einem Alkoholentzugssyndrom, nicht mit einem regelhaften Schlaf zu rechnen.

Alkoholwirkung auf Schnarchen und obstruktive Schlafapnoen

Schnarchen und Schlafapnoe entstehen im Pharynx durch einen Kollaps des Weichgewebes. Sie werden auch als schlafbezogene Atemstörungen (SBAS) bezeichnet und normalerweise im Weichgaumen eingeleitet. In der Folge setzt sich der Kollaps über den gesamten Pharynxschlauch bis in den Hypopharynx fort. Es existieren jedoch auch SBASs, die hinsichtlich der Obstruktionen nur das Gaumensegel oder den Zungengrund betreffen.

Alkohol, von dem in Deutschland pro Jahr von jeder Person etwa 12 Liter genossen werden, ist die häufigste Ursache für SBAS sowie deren Folgeerkrankungen. Es existieren vergleichende Polysomnographien mit Probanden, die entweder Alkohol genossen hatten oder abstinent geblieben waren. Bei Alkoholverzicht wurden dramatische Normalisierungen von behandlungspflichtigen SBASs hin zur eindeutigen Nicht-Behandlungsbedürftigkeit gefunden. In unserer Bevölkerung leiden ein bis zwei Prozent an obstruktivem Schnarchen und Schlafapnoe. Bei Männern lässt sich eine kontinuierliche Zunahme des Symptoms Schnarchen mit dem Lebensalter beobachten, Frauen sind dagegen bis zum Eintritt der Menopause achtfach weniger betroffen. Danach nimmt dieses Phänomen auch bei Frauen zu, so dass im Alter von 70 Jahren etwa 70 Prozent der Bevölkerung beiderlei Geschlechts schnarchen. Für diese schlafbezogenen Atemstörungen wird eine genetische Disposition angenommen. Letztendlich entstehen Schnarchen und obstruktive Schlafapnoe immer dann, wenn die den Pharynx verengenden Kräfte gegenüber denen dominieren, die ihn offen halten. Alkohol spielt dabei die Rolle eines extrinsischen Faktors, indem er die Muskelkoordination stört [39].

Alkoholeinfluss auf die Schlafarchitektur

Da Alkohol – in Maßen genossen – entspannend und schlaffördernd wirken kann, konsumieren viele Menschen am Abend ein Glas Bier oder Wein quasi als Einschlafmittel oder „Schlaftrunk". Allerdings verändern bereits 0,6 g Alkohol pro kg/KG (beispielsweise 1 Liter Bier, 2 Gläser Wein à 0,2 l oder 6 Schnäpse) belegbar die Schlafarchitektur. Zwar sorgt Alkohol für einen schnelleren Schlafeintritt, unterdrückt dann allerdings – vor allem in den ersten Schlafzyklen – den sogenannten REM-Schlaf. Dieser REM-Schlaf stellt sich dann kompensatorisch verstärkt erst im letzten Schlafdrittel ein, wenn die Alkoholwirkung wieder abklingt. Dies wird auch als Rebound-Phänomen bezeichnet. Der Schlaf wird nun unruhig und flach und besitzt einen spürbar geringeren Erholungswert gegenüber einem gesunden Schlaf ohne vorausgehenden Alkoholkonsum.

Neben der einmaligen verursacht auch die längerfristige Alkoholzufuhr deutliche Veränderungen im Schlaf-EEG. Es kommt zu häufigem Erwachen aus Träumen, zu starkem Schwitzen sowie zu Kopfschmerzen und Mundtrockenheit in der zweiten Nachthälfte. Wird der zuvor regelmäßige Alkoholkonsum abrupt pausiert, resultiert eine ausgeprägte Insomnie. Im akuten Alkoholentzug nimmt der REM-Schlaf wieder deutlich zu und es kommt außerdem – wie verschiedene Schlaf-EEG-Studien belegen – zu Ein- und Durchschlafstörungen mit entsprechender verminderter Schlaf-Effizienz. Außerdem entsteht eine Verminderung des Tiefschlafs bis hin zum völligen Fehlen. Überdies resultiert gleichzeitig eine Verschiebung des Tiefschlafs hin zu den leichteren, oberflächlichen Schlafstadien. Bereits 1981 konnten Taasan [37] und Kollegen belegen, dass Alkohol Schlafapnoe-fördernd wirkt, hauptsächlich durch eine Schwächung des pharyngealen Muskeltonus. Alkohol verursacht nachweislich vermehrte und auch verlängerte Phasen von obstruktiver Apnoe. Bevorzugt treten Schlafapnoen während der REM-Schlafphasen auf. Wie im Wachzustand nimmt auch im Schlaf der Atemwiderstand unter Alkoholeinfluss zu, bevor vermehrt Weckreaktionen eintreten.

Bei Verdacht auf obstruktives Schnarchen oder ein obstruktives Schlafapnoe-Syndrom kann ein ambulantes Schlafmonitoring mit einem portablen Gerät hilfreich sein. Mit diesem Gerät lassen sich die Körperposition des Schlafenden, sein EKG, die Sauerstoffsättigung sowie der nasale Atemfluss oder das Schnarchen während der Nacht registrieren. Die Auswertung der Aufzeichnungen entscheidet über die Notwendigkeit einer Überweisung in ein Schlaflabor. Eine Besserung kann auch bereits in einer Reduktion des Körpergewichts und einer Verbesserung der „Schlafhygiene“ bestehen. Auch eine abendliche Alkoholkarenz kann in diesem Sinn förderlich wirken.

Behandlung alkoholabhängiger Schlafstörungen

Neben ultimativen chirurgischen Maßnahmen kommt als Therapie auch eine nasale CPAP-Behandlung in Frage. CPAP steht für Continuous Positive Airway Pressure. Dabei wird unter Spontanatmung mit Hilfe eines Kompressors über ein in einer Nasenmaske endendes Schlauchsystem ein kontinuierlicher positiver Druck eingestellt, um auf dieser Weise auch im Schlaf die Atemwege offen zu halten. Bestenfalls kommt es hierdurch zu einer Normalisierung der Atmung im Schlaf und damit zu einer insgesamten Verbesserung der Schlafarchitektur. Als Folge verbessert sich die Tagesbefindlichkeit der Patienten beträchtlich. Eine CPAP-Therapie sollte möglichst von einer Alkoholkarenz begleitet sein, da Alkohol die Effektivität von CPAP reduziert und gleichzeitig die Compliance der Betroffenen verschlechtert.

1.7.3 Coffein

Auswirkungen von Coffein auf das zentrale und periphere Nervensystem

In moderaten Dosen zu sich genommen, steigert Coffein durch seine Anregung des Zentralnervensystems die Aufmerksamkeit und die mentale und physische Leistungsfähigkeit. Verantwortlich hierfür können mehrere Mechanismen sein. So führt die durch Coffein ausgelöste Verengung von Gefäßen dazu, dass das Blut mit mehr Druck durch den Körper gepumpt wird: Das Gehirn wird besser durchblutet, was die Konzentration und die Wachheit steigert. Auch die Herztätigkeit nimmt zu und die Atmung wird beschleunigt. Der Stoffwechsel wird angeregt, die Glykogenolyse und die Lipolyse werden gefördert. Die stärkere Durchblutung und die Bereitstellung von Glukose führen zu einer verbesserten Versorgung des Gehirns mit Glukose. Außerdem blockiert Coffein als Gegenspieler von Adenosin die Adenosinrezeptoren und hebt dessen sedierende Wirkung reversibel auf. Diese Wirkung kann jedoch mit zunehmender Gewöhnung nachlassen. Denn blockiert Coffein ständig die Adenosinrezeptoren, reagiert der Körper, indem er die Anzahl der Adenosinrezeptoren erhöht, und es wird dann mehr Coffein benötigt, um diese wieder besetzen zu können.

Als ein weiterer Vigilanz steigernder Mechanismus wird diskutiert, dass Coffein zu einem Anstieg von Dopamin an bestimmten Stellen im Gehirn führt, als Gegenspieler von Adenosin, und dadurch die mentale Wachheit erhöht sowie die motorische Leistungsfähigkeit verbessert. Der Informationsaustausch zwischen den Zellen wird verbessert. Nimmt jedoch die Coffeinkonzentration wieder ab, lässt diese Wirkung rasch nach und die Konzentrationsfähigkeit wird schlechter als zuvor.

Wenn auch zeitlich begrenzt – im Durchschnitt sind es vier Stunden – verhilft die Einnahme von Coffein zu einer verbesserten Lern- und Merkfähigkeit, indem Coffein auftretende Müdigkeitsgefühle unterdrückt und die Konzentration steigert. Vor allem das Kurzzeitgedächtnis funktioniert besser. Gedankenfluss und gedankliche Verknüpfungen werden gefördert. Auch Stimmung und Antrieb können verbessert sein. Diese Wirkungen werden als angenehm empfunden und stimulieren das körperliche Belohnungszentrum. Darin liegt aber auch die Verführung, der Menschen gerade im Arbeitsalltag leicht erliegen können, wenn sie ein solche Substanz vermehrt oder ganz bewusst einsetzen. Sie hoffen, dadurch dem Wunsch nach Lern- und Leistungssteigerung rascher nachkommen zu können – heute auch als Neuro-Enhacement bezeichnet. Coffeinhaltige Substanzen, Getränke und Extrakte wie Kaffee, Tee, Mate, Guarana und auch Coca Cola, sollen zu einer besseren körperlichen Ausdauer und geistigen Konzentrationsfähigkeit bei der Arbeit führen. Sie helfen zudem Hungergefühle zu unterdrücken und Erschöpfungszustände zu überwinden. Inzwischen sind noch eine Reihe weiterer Konsumartikel mit ähnlichen Verwendungszwecken hinzugekommen, beispielsweise in Form von coffeinhaltigem Studentenfutter, zahlreichen Energy-Drinks oder Energy-Shots. Sie werden heute auch verstärkt zur Leistungssteigerung bei Freizeitaktivitäten im Sport- oder Vergnügungsbereich eingesetzt. Wird jedoch zu viel davon und Coffein zu häufig konsumiert – die Menge ist allerdings individuell sehr variabel – mindern die erregenden Nebenwirkungen wie Zittern, Nervosität, Unruhe, Herzklopfen und Schlaflosigkeit die Konzentrations- und Leistungsfähigkeit, jedoch ganz ohne auf diese Weise die Schlafbereitschaft zu fördern.

Paradoxe Coffeinwirkung auf die Schlafbereitschaft

Eine Tasse Kaffee vor dem Einschlafen kann auch den Schlaf fördern. Dies ist vor allem bei älteren Menschen der Fall, wie unter anderem Dr. Dagny Holle vom Uniklinikum in Essen belegen konnte. Das Gehirn wird im Alter oft schlechter durchblutet, was folglich wegen des verminderten Abtransports und damit Staus von Kohlendioxid, das bei der Glukoseverstoffwechselung anfällt und die Wachheit steigert, zu Schlafstörungen führt. Kaffee kann hier wegen seiner Verbesserung der Hirndurchblutung, die ihrerseits auf einer Coffein-bedingt gesteigerten Herzleistung beruht, durch die nun beschleunigte Kohlendioxid-Abfuhr aus dem Gehirn die Einschlafphase verkürzen. Hierbei wird jedoch empfohlen, das Bett unmittelbar nach dem Kaffeegenuss aufzusuchen und diese Coffeinwirkung vorsichtig zu testen, wenn man wenig, also nicht regelmäßig übliche Mengen von Kaffee genießt.

Einfluss von Coffein auf den Schlafrhythmus

Die beschriebenen Auswirkungen von Coffein auf das Nervensystem sind auch die Ursache dafür, dass die Einnahme von Coffein den Schlafrhythmus beeinträchtigen kann. Aufgrund entsprechender Untersuchungen wird angenommen, dass – neben vielen anderen Botenstoffen – auch Adenosin an der Regulation des Schlafes beteiligt ist. Je länger das Wachsein andauert, desto mehr Adenosin reichert sich jedoch wieder an und das Schlafbedürfnis nimmt zu. Coffein als ein Gegenspieler verhindert diese Induktion von Schlaf durch Adenosin. Bei vielen Menschen wird der Schlaf-Wach-Rhythmus durch Coffein beträchtlich gestört. Manche Menschen können bereits ab mittags keinen Kaffee oder Tee mehr trinken, wenn sie nachts nicht stundenlang wachliegen wollen. Eine Schweizer Untersuchung konnte dafür eine Erklärung liefern und folgendes zeigen: Wenn Versuchspersonen, die 40 Stunden wach bleiben sollten, am ersten Abend und am zweiten Morgen je 200 mg Coffein erhielten, konnten sie länger konzentriert bleiben als diejenigen, die kein Coffein erhalten hatten. Letztere ermüdeten nach 18 Stunden zusehends. Die Coffeinwirkung hielt im Durchschnitt vier Stunden an. Es gab allerdings auch Teilnehmer, die trotz Einnahme von Coffein vorzeitig ermüdeten. Im EEG wiesen sie keine Veränderungen auf, während bei den übrigen Teilnehmern das EEG zeigte, dass Coffein die Einschlafzeit deutlich verlängerte, selbst dann, wenn das Coffein nicht erst kurz vor dem Schlafengehen eingenommen worden war, sondern schon am Morgen. Die Schlussfolgerung war, dass Coffein über 24 Stunden wirken kann und auch, wenn bereits früh am Morgen zu sich genommen, den Schlaf–Wach-Rhythmus der folgenden Nacht empfindlich stören kann.

Geschlechtsspezifische Wirkungen des Coffeinkonsums

Frauen verstoffwechseln Coffein circa 25 Prozent schneller im Vergleich zu Männern. Nehmen Frauen orale Antikontrazeptiva ein, verdoppelt sich die Coffein-Halbwertszeit jedoch. Auch die Schwangerschaft führt zu einem verlangsamten Coffeinmetabolismus. Während die Eliminations-Halbwertszeit von Coffein beim Erwachsenen etwa drei bis fünf Stunden beträgt, erhöht sich diese bei Schwangeren auf 7,5 bis 12,5 Stunden. Der Genuss von Coffein kann bei Schwangeren Herzrhythmusstörungen hervorrufen. Coffein überwindet außerdem die Plazentaschranke und geht auch in die Muttermilch über. Dosierungen über 600 mg Coffein pro Tag erhöhen die Gefahr von Aborten und Frühgeburten. Bei Schwangeren, die viel Kaffee konsumiert hatten, wurde beobachtet, dass sie Kinder mit geringerem Geburtsgewicht zur Welt brachten und diese Kinder zudem Anzeichen eines Coffein-Entzugs aufwiesen. Zu früh geborene Kinder bauen Coffein deutlich langsamer ab. Die biologische Halbwertzeit von Coffein beträgt bei gesunden Erwachsenen 2,5 bis 5 Stunden, bei Neugeborenen jedoch im Mittel 80 und bei Frühgeborenen 100 Stunden. Die Europäische Behörde für Lebensmittelsicherheit (EFSA) spricht deshalb die Empfehlung für Schwangere und Stillende aus, nicht mehr als 200 Milligramm Coffein über den Tag verteilt zu konsumieren. Darüber hinaus sollten Frauen mit Kinderwunsch beachten, dass Coffein sich nachteilig auf ihre Fruchtbarkeit auswirken kann.

Weitere hilfreiche, über die Ausführungen in diesem Kapitel 1.7 hinausgehende Informationen zum Einfluss der drei Genussgifte Alkohol, Coffein und Nikotin auf den Schlaf finden sich in [35].

1.8 Physiologische Einflüsse auf den Schlaf

PRAXISTIPP

Folgende Empfehlungen können Ratsuchenden als grundlegende Verhaltens-Weisen beziehungsweise -voraussetzungen für eine erholsame Nachtruhe an die Hand gegeben werden.

Regeln für einen gesunden Schlaf [24, 25, 28]
- Nach dem Mittagessen keine coffeinhaltigen Getränke (Kaffee, Schwarztee, Cola) mehr trinken
- Alkohol weitgehend vermeiden und keinesfalls als Schlafmittel einsetzen
- Keine schweren Mahlzeiten am Abend [36]
- Regelmäßige körperliche Aktivität
- Allmähliche Verringerung geistiger und körperlicher Anstrengung von dem Zubettgehen
- Ein persönliches Einschlafritual einführen
- Im Schlafzimmer für eine angenehme Atmosphäre sorgen (ruhig, kühl, verdunkelt)
- In der Nacht nicht auf den Wecker oder eine andere Uhr schauen

1.8.1 Körpertemperatur

Da unter anderem im Alter ab 70 Jahren auch die Körper-Kerntemperatur im Laufe des Tages immer weniger schwankt, fällt diese als effektiver Taktgeber der Tagesrhythmik aus. Mehr als ein Drittel der Personen über 65 Jahre in Deutschland gibt demzufolge an, unter Schlafstörungen zu leiden. Bevorzugt klagten darüber Menschen, die nur wenig unternahmen und außerdem kaum Kontakte zu ihren Mitmenschen pflegten. Bezeichneten sich Vertreter dieser Altersgruppe jedoch als zufrieden und aktiv, kamen sie auch mit dem fortschreitenden Wechsel von einem circadianen System zu einem ultradianen besser zurecht. Das spricht dafür, dass das Alter allein nicht als Ursache für Schlafstörungen verantwortlich gemacht werden kann. In den bereits erwähnten Andechser Bunkerstudien stellte sich unter anderem heraus, dass viele der dortigen Probanden, die ja keinerlei Information über die aktuelle Tageszeit (Tag oder Nacht) hatten, sich in einer gedämpften Stimmung fühlten und sich außerdem nur schwer konzentrieren konnten, während sie gerade ihr Temperaturminimum durchliefen. Diese Probanden befanden sich gerade im Zustand einer spontanen internen Desynchronisation, das heißt, die Rhythmen von Körpertemperatur und Schlafen und Wachen liefen bei diesen Versuchspersonen auseinander. Auch dieses belegt eindrucksvoll, dass die Körpertemperatur die innere Rhythmik eines Menschen repräsentiert. Dennoch unterliegen Schlafen und Wachen einer individuell willentlichen Einteilung und Entscheidung, während das bei unserer Körpertemperatur eben nicht der Fall ist. Sie ist besonders direkt von der Inneren Uhr gesteuert und gibt dadurch die optimalen Zeiträume für den Schlaf und das Wachsein vor. Die Andechser Versuchspersonen nahmen auch zu drei von ihnen frei gewählten Zeitpunkten eine Mahlzeit ein. Sie aßen dabei auch nicht mehr als gewöhnlich zu den Zeiten, wenn sie nicht an den Bunkerversuchen teilnahmen. Gelegentlich genehmigten sich die Versuchspersonen nach ihrer „Mittags-Mahlzeit“ auch ein Mittagsschläfchen, auch wenn ein solches in ihrem Versuchsplan nicht vorgesehen war. Bezeichnenderweise dauerten solche mittägige Schlafpausen in diesen Fällen unverhältnismäßig lange. Es konnte auch klar belegt werden, dass nicht nur der Nachtschlaf, sondern auch der Mittagsschlaf von der Körpertemperatur und damit der Inneren Uhr der Probanden gesteuert war. Erstaunlich war dabei auch, dass ein solcher Mittagsschlaf dann sogar viele Stunden dauern konnte, also ein überlanger Mittagsschlaf war, wenn ihre Kerntemperatur zum Zeitpunkt, als sie sich für eine Siesta entschieden, gerade tief war. Genau genommen unterzogen sich die Versuchspersonen also dann gerade einem Nachtschlaf. Immer dann aber, wenn der vorgegebene Versuchsplan einen Mittagsschlaf gestattete, wurde er auch von 70 bis 80 Prozent in Anspruch genommen. Die Initiatoren der Andechser Bunkerversuche wollten so auch herausfinden, ob der Mittagsschlaf eine Art individueller Marotte ist oder ob er essenziell zum inneren circadianen Rhythmus gehört und die entsprechenden Menschen nur das Gefühl hatten, dass so ein Mittagsschlaf im vermeintlich normalen Alltag etwas „Verbotenes" ist.

Es gab auch eine Versuchsserie, die als Chrono-Chaos-Experimente bezeichnet wurde. Unter diesen Bedingungen erhielten die Probanden keinerlei Materialien, mit denen sie sich beschäftigen konnten und sie sollten ihren Tagesablauf möglichst auch nicht gezielt strukturieren. Es war ihnen aber völlig freigestellt, gerade dann zu essen und zu schlafen, wann ihnen danach war. Das Essen war jedoch so genormt, dass die Probanden nicht daran entscheiden konnten, ob sie gerade frühstückten, zu Mittag aßen oder ihr Abendbrot einnahmen. Unter diesen Versuchsbedingungen schliefen die Probanden nicht nur während ihrer subjektiv empfundenen Nacht, also zur Zeit ihres Temperaturtiefs, sondern zwölf Stunden nach dem Beginn der Schlafperiode ein zweites Mal, dieses Mal jedoch kürzer. Die wesentliche Erkenntnis war hier also diese, dass immer dann binnen 24 beziehungsweise 25 Stunden zweimal geschlafen wurde, wenn es außer Essen keine sinnvollen Anregungen gab, also Langeweile herrschte. Genau das gleiche Schlafmuster ist übrigens auch bei drei- bis sechsjährigen Kindern gegeben.

1.8.2 Sexuelle Aktivität

Vorwiegend populärwissenschaftlich, aber ebenso mit seriös angelegten Untersuchungen wurde auch der Frage nachgegangen, ob eine vorausgehende sexuelle Betätigung ebenfalls für eine höhere Schlafbereitschaft und -qualität sorgt? Beides bejahen die publizierten Studien (z. B. M. Lastella, Central Queensland University, Brisbane, Australien). Als Erklärung wird aufgeführt: Oxytocin und Prolactin können stressbedingte, erhöhte Cortisol-Level absenken. Oxytocin und Prolactin werden vor allem beim orgastischen Sex, ja bereits aber auch schon bei angenehm empfundenem Hautkontakt ausgeschüttet. Eine durch Cortisol mitverschuldete Schlafstörung wird so also abgemildert. Ferner steigern sowohl Oxytocin als auch Vasopressin die Melatoninsynthese, was zu verstärkter Schläfrigkeit führt. Dieselben Mechanismen werden aber auch bei Masturbation wirksam. Auch Estrogen fördert einen guten Schlaf, indem ein erhöhter Blutspiegel mit einer besseren Schlafdauer und -qualität assoziiert ist (Morehouse School of Medicine, Atlanta, USA).

1.8.3 Funktionen von Melatonin

Melatonin wird vor allem nachts gebildet. Es wurde zudem erkannt, dass sogar nachtaktive Tiere es während der Nacht bilden. Seine Produktion folgt außerdem einem klaren Jahreszeiten-Rhythmus, denn je länger es draußen hell ist, umso weniger Melatonin zirkuliert im Blut. In den dunklen Wintermonaten jedoch produziert die Epiphyse länger Melatonin. Beim Menschen ist dieser Befund jedoch weniger deutlich erkennbar als bei Tieren. Ab einer Helligkeit von 2.000 bis 2.500 Lux kann Licht über die reduzierte Melatonin-Produktion die Rhythmen von Schlafen und Wachen sowie der Körpertemperatur verschieben. Ist es wie beispielsweise im Sommer länger hell, produziert die Zirbeldrüse auch erst zu späterer Stunde Melatonin. Ebenso regt eine Erniedrigung der Körpertemperatur des Menschen die Melatoninsynthese an. Wird umgekehrt Melatonin beispielsweise als Pharmakon künstlich zugeführt, sinkt in der Folge auch die Körpertemperatur. Außerdem wurde erkannt, dass schwergewichtigere Menschen geringere Konzentrationen von Melatonin im Blut haben als schlankere Personen. Schließlich nimmt die Melatoninproduktion in Stresssituationen ab. Ebenso besteht eine klare Interaktion von Melatonin mit Neurotransmittern, beispielsweise mit Serotonin und den Endorphinen. Beide beeinflussen – gut belegt – die Gemütsverfassung, was den Endorphinen schließlich die Bezeichnung „Glückshormone" einbrachte. Die Einnahme von Melatonin senkt in der Folge die Körpertemperatur auf das Niveau des frühen Morgens ab und ebenfalls die Konzentration von ß-Endorphin im Blut. Als Beweis hierfür wird das zunehmende Kältegefühl und die aufkommende Missstimmung in dieser Zeit gewertet.

Die natürliche Melatoninkonzentration ändert sich nicht nur über die Tages- und Jahreszeiten, sondern auch über die gesamte Lebensspanne. Kleinkinder haben bereits mehr Melatonin im Blut als Säuglinge und Schulkinder mehr als Kindergartenbesucher. Die höchste Melatoninkonzentration wird am Ende der Pubertät gemessen; danach sinkt sie kontinuierlich ab. Im Senium verlagert die Zirbeldrüse die Melatoninsynthese immer später in die Nacht hinein und pausiert sie schließlich mit Tagesbeginn. Bei Alzheimerpatienten ist die Melatoninproduktion minimal. Melatonin wird als Schlafmittel ohne Suchtgefahr beworben. Seine Wirkung ist im Elektroenzephalogramm (EEG) nachweisbar, indem nach Melatonin-Einnahme sich Theta- und Alpha-Wellen zeigen, die auf Gehirnaktivitäten hinweisen, die beide für ein entspanntes Wachsein und für Schlafbereitschaft kennzeichnend sind. Das EEG visualisiert die Aktivität des Großhirns.

1.8.4 Phänomene eines Schlafentzugs

Eine erste Veröffentlichung zu den Auswirkungen von Schlafentzug ist aus den USA stammt aus dem Jahr 1896. Drei gesunden Probanden hatten sich 90 Stunden, also nahezu vier Tage lang, wach gehalten und fielen danach in eine tiefe Müdigkeit. Fast 80 Jahre später unternahm der amerikanische Psychiater Anthony Kales derartige Untersuchungen an weiteren vier Personen, die jeweils 52 Stunden lang nicht schliefen: Eine ganze Woche lang weniger als vier bis fünf Stunden zu schlafen, wird von kaum jemandem durchgehalten.

In der Schlafforschung wird zwischen „Müdigkeit" und „Schläfrigkeit" unterschieden. Personen gelten dann als müde, wenn sie sich subjektiv erschöpft fühlen und dieses auch in Leistungstests negativ auffällt. Schläfrig sind Menschen definitionsgemäß dagegen dann, wenn sie schnell einschlafen können. In monotonen Situationen werden Menschen zu bestimmten Zeiten auch dann schläfrig, wenn sie sich subjektiv gar nicht müde fühlen. Ursache dafür ist ihre Innere Uhr, die auch tagsüber anzeigt, wann Schlafpforten geöffnet sind. Gesunde schlafen in solchen Fällen dann auch tatsächlich ein, also wenn sie geistig abschalten, was Schlafgestörte dagegen nur sehr schwer können. Letztere können trotz subjektiv empfundener ständiger Müdigkeit sowohl tags als auch nachts vielfach nicht einschlafen. Sie fühlen sich zwar sehr erschöpft, aber eben dennoch nicht schläfrig. Eine beträchtliche Schlafverkürzung hat negative physiologische Auswirkungen, unter anderem auf den Kohlenhydratstoffwechsel, denn die Blutglukosekonzentration steigt. Auch die Ausschüttung der Schilddrüsenhormone wird desynchronisiert. Ebenso wird ein beachtlicher Einfluss eines Schlafentzugs auf die Sekretion von Cortisol und andere Entzündungs- und Stressmarker beschrieben [42].

Dr. Erin C. Hanlon vom Gesundheitscenter der Medizinischen Fakultät der Universität von Chicago fand mit entsprechenden Untersuchungen heraus, dass Schlafentzug – frei gewählt oder auch vorgegeben – bei ihren Probanden eindeutig mit einem erhöhten Risiko für Übergewicht verbunden war. Neben einem gestörten Insulin- und Kohlenhydratstoffwechsel sorgten auch Veränderungen bei anderen peripher wirksamen Hormonen dazu, dass ihre Probanden einen erhöhten Appetit und Hunger entwickelten und zwar besonders für energiereiche Kohlenhydrate und sehr fetthaltige Speisen. Sie verzehrten mehr als gewöhnlich Snacks und energiereiche Nahrungsmittel. Gleichzeitig wurden auch erhöhte Blutwerte von Endocannabinoiden gefunden, die es den Probanden zusätzlich schwer machten, den Verzehr von hochenergetischer Nahrung zu stoppen.

Schlafentzug führt auch zu psychischen Konsequenzen. Er kann sich nämlich positiv auf die Stimmung auswirken, was bei der Behandlung schwerer Depressionen konsequent therapeutisch ausgenutzt wird. Depressive bleiben dazu entweder eine ganze Nacht wach oder stehen bereits nach vier Stunden Schlaf wieder auf. Sie fühlen sich dann den Tag über nicht depressiv. Ohne einen derartigen Schlafentzug schlafen sie in depressiven Phasen nämlich in der Regel zu lang. Dies führt dazu, dass sie sich lethargisch und missgelaunt fühlen.

Der Münchner Schlafforscher Thomas Pollmächer machte die erstaunliche Beobachtung, dass sich depressive Langschläfer lustlos fühlen, sich weniger merken können, langsamer reagieren und sich rundum zerschlagen fühlen.

Längerer vollständiger Schlafentzug wirkt sich allerdings ausnahmslos nachteilig auf die psychische Verfassung aus. Menschen werden dann schreckhaft und reizbar, verhalten sich distanzlos oder misstrauisch. Auf jeden Fall fällt ihre Stimmung in den Keller und sie nehmen ihre Umgebung nicht mehr klar und zuverlässig wahr. Ihre Verfassung gleicht dann der einer Person, die ein Promille Alkohol im Blut hat; sie ist förmlich „schlaftrunken". Dieses wird auch quasi wie eine Foltermethode bei Verhören ausgenutzt, wenn man wunschgemäße Geständnisse erreichen will.

1.8.5 Innere Uhren des Organismus

Ab Beginn der 1960er Jahre wurde für ein Viertel Jahrhundert lang wissenschaftlich der Inneren Uhr des Menschen nachgespürt. Nacheinander lebten 447 Versuchspersonen in einem in dem Berg gebauten Bunker neben dem Kloster Andechs bei München. Sie hielten sich darin freiwillig und oft mehre Wochen lang auf. Dabei bekamen sie kein Tageslicht zu sehen, sie trafen niemanden und redeten auch mit keiner der übrigen Versuchspersonen. Sie schliefen und wachten ganz nach ihren eigenen Bedürfnissen; sie folgten ganz und gar ihrem eigenen Rhythmus. Ihrer Aufzeichnungen dienten jedoch der damals noch jungen Wissenschaft „Chronobiologie", der sie eine Fülle auch spektakulär anmutender Daten lieferten. Gleichzeitig war dieses die Geburtsstunde der Inneren Uhr.

Bei völlig unregelmäßigen Veränderungen der Tagesrhythmik, das heißt, wenn Menschen ihre Arbeits- und Freizeiten eigenmächtig beliebig ändern und gleichsam rund um die Uhr über 24 Stunden hinweg überwiegend aktiv sind, interveniert die Innere Uhr, indem Lustlosigkeit aufkommt und sich Krankheiten abzeichnen. Die Innere Uhr wird gleichermaßen durch Schichtarbeit, Zeitzonenflüge, durchzechte Nächte oder den Beginn der Sommer- beziehungsweise der Winterzeit belastet. Dies kann dazu führen, dass Menschen während ihrer Arbeit Fehler begehen, die beispielsweise zu Produktionsausfällen oder zu Unfällen im Straßenverkehr führen, die tödlich enden können. Die meisten solcher Unfälle geschehen nachts, also dann, wenn die Innere Uhr auf Regeneration und Schlaf steht. Wenn Menschen beginnen, sich über ihre Innere Uhr hinwegzusetzen, setzt sich ihre Innere Uhr aber letztlich doch durch, indem sie Schlaf erzwingt ohne Rücksicht darauf, ob der Mensch gerade am Steuer oder am Monitor sitzt oder auf dem Sofa ruht. Seine Innere Uhr hält den Menschen also zu biologischer Vernunft an, die durchaus nicht mit der ökonomischen Vernunft konform gehen muss.

Um den Effekt einer Schlafphasen-Verschiebung auf die innere Uhr herauszufinden, analysierten französische Forscher [32] die Veränderungen des Thyroid-stimulierenden Hormons, von Cortisol und von Melatonin, drei robusten Markern der Inneren Uhr, über 24 Stunden hinweg bei sieben Probanden. Hierbei zeigte sich auch eine entsprechende deutliche Phasenverschiebung bei den drei Hormon-Tagesverläufen parallel zur Schlafphasen-Verschiebung. Verbrachten die Probanden anschließend zwölf Stunden im Bett, kehrten während dieser Erholungsphase alle Veränderungen bei den untersuchten Parametern in ihren Normalbereich zurück. Ergänzend fanden die Forscher heraus, dass junge Erwachsene einen Nachtschlaf von über acht Stunden Dauer haben sollten.

N. Souissi [32] untersuchte in einer einwöchigen Zeitspanne, ob eine verzögerte Bettzeit oder ein vorgezogenes Ende der Nachtruhe um vier Stunden die anaerobe Leistungsfähigkeit (z. B. ein ambitioniertes Sportprogramm) von Probanden am folgenden Vor- und Nachmittag beeinflusste. Dabei stellte sich heraus, dass eine partielle Schlafverkürzung um vier Stunden am Ende des Nachtschlafs, also in den Morgenstunden, die Leistungsfähigkeit stärker herabsetzte als dieselbe Schlafzeitverkürzung vor Beginn der Nachtruhe. Während dieser Experimente wurde die Körpertemperatur vierstündlich oral gemessen.

Die Innere Uhr tickt ständig mit, wenn wir uns mit der natürlichen Umwelt austauschen, die ihrer eigenen rhythmischen Zeit unterworfen ist und somit rhythmische Vorgänge erkennen lässt, beispielsweise den Tag-Nacht-Wechsel, die Jahreszeiten oder Ebbe und Flut des Meeres. Beispielsweise ist auch – wie bereits ausgeführt – die Körpertemperatur einem tageszeitlichen Wechsel unterworfen und auch die Niere produziert über den Tag hin unterschiedliche Urinmengen. Auch das heute noch immer noch praktizierte Messen der Rektal-Körpertemperatur ist ein Ergebnis der frühen Rhythmusforschung. Auch bei völlig gesunden Menschen schwankt die Körpertemperatur etwa um ein Grad Celsius. Sie beträgt zwischen zwei und vier Uhr morgens etwa 36,5 Grad Celsius und steigt dann über die nächsten zwölf Stunden an auf durchschnittlich 37,5 Grad, während sie anschließend wieder abfällt. Bei Frauen im gebärfähigen Alter steigt die Körpertemperatur in der zweiten Zyklushälfte etwa um ein halbes Grad Celsius an.

Als im Jahr 1947 der Internist Ludwig R. Grothe den Begriff „Chronopathologie" eingeführt hatte, war es bereits medizinisches Wissensgut geworden, dass auch Asthma und Phantomschmerzen je nach Tageszeit unterschiedlich intensiv auftreten. Je schwerer Krankheiten in

Erscheinung treten, desto mehr verkürzt sich auch der Tagesrhythmus der Patienten zum Teil ganz erheblich. Auch für Gesunde gilt, dass ihr Blutdruck unabhängig von seinem Mittelwert bei jedem Menschen morgens besonders hoch ist. Er sinkt dann kontinuierlich bis hin zum frühen Nachmittag, steigt zum Abend hin wieder kontinuierlich an, um im Verlauf der Nacht wieder abzufallen. Er ist also eine rhythmische Größe, die je einen Gipfel am Morgen und am Abend im Verlauf eines 24-Stundentages zeigt.

1.8.6 Koordinator der Inneren Uhr

Der Nukleus suprachiasmaticus (SCN) im Zentralen Nervensystem ist der übergeordnete Schrittmacher unseres Tag-Nacht-Rhythmuses. Der SCN besteht aus zwei Bündeln von eher locker gepackten Nervenzellen und Neuronen. Er liegt ungefähr zwei bis drei Zentimeter hinter der Nasenwurzel. 1917 wurde dieser Neuronenkern oberhalb der Sehbahnkreuzung (Chiasma opticum) entdeckt, die auch Bestandteil seines Namens geworden ist. Seine Verantwortlichkeit für die biologischen Rhythmen wurde in den 70er Jahren erkannt, wodurch er zunehmend in das Zentrum von Wissenschaft und Forschung rückte. Es stellte sich heraus, dass der SCN nicht lebensnotwendig ist, weshalb er im Gehirn von Ratten freizügig in verschiedenen Richtungen untersucht werden konnte. Nach seiner Exstirpation zeigten die Tiere keinen Tagesrhythmus mehr; der SCN war also der Oszillator für die Tagesperiodik. Der SCN sendet regelmäßig Informationen an die Zirbeldrüse (Epiphyse). Bereits im 16. Jahrhundert war diese in den Fokus der Aufmerksamkeit des französischen Mathematikers und Philosophen René Descartes gerückt. Descartes als Mitbegründer der modernen Naturwissenschaften erkannte jedoch die eigentliche Funktion der Zirbeldrüse selbst noch nicht. Erst 1954 beschrieben Julian Kitay und Mark Altschule von der Harvard University die Bildung und Ausschüttung von Hormonen durch die Epiphyse. Zu den von ihr sezernierten Hormonen gehört unter anderem das Melatonin, dessen Rolle bereits weiter oben ausführlich dargestellt wurde [45].

1.8.7 Hirnaktivität im Schlaf

Im Schlaf ist das Gehirn nicht ruhig gestellt wie etwa bei einer Betäubung oder anderweitig verursachter Bewusstlosigkeit. Im Schlaf verbraucht das Gehirn nahezu ebenso viel Energie wie während des Tages. Es durchläuft dabei verschiedene Funktionszustände. Der periodische Wechsel zwischen Tiefschlaf und dem sogenannten REM-Schlaf wird als Schlafarchitektur bezeichnet. REM bezeichnet dabei die Wörter Rapid Eye Movement. Während dieser Phase wird geträumt. In der ersten Hälfte eines Nachtschlafes sind die den REM-Phasen gegenüberstehenden Tiefschlafphasen stärker ausgeprägt, während in der zweiten Hälfte des Nachtschlafs die REM-Phasen dominieren. Das sogenannte Elektroenzephalogramm (EEG) stellt eine Hirnstromkurve dar, an der sich ablesen lässt, welcher Zustand des Gehirns gerade vorherrscht. Während tagsüber die elektrische Spannung, die sich auf der Schädeloberfläche ableiten lässt, schnelle und unruhige Signale erkennen lässt, werden bei zunehmender Ermüdung die Signale deutlich regelmäßiger und auch langsamer. Während der Einschlafphase und im anschließenden Tiefschlaf sind im EEG unregelmäßige, langsame und auch höhere Wellen erkennbar. Nach etwa 90 Minuten schließt sich die erste REM-Schlafphase an. Während eines REM-Schlafens ist der Mensch leichter weckbar, was in einer Tiefschlafphase nicht so einfach gelingt. Die REM-Schlafphase ist gleichzeitig die Traumphase während eines Nachtschlafs. Wird man hier geweckt, kann man häufiger die gerade ablaufenden beziehungsweise abgelaufenen Träume wiedergeben, die man soeben „durchlebt" hat. Ein rasches Hin- und Herbewegen der Augen kennzeichnet eine gerade durchlaufende REM-Schlafphase. Sonstige körperliche Bewegungen unterbleiben jedoch in dieser Phase, sofern der REM-Schlaf ungestört ist. Die physiologischen Abläufe im Gehirn kommen auch während des Nachtschlafs nicht zum Erliegen, sondern passieren nur in anderer Weise.

1.8.8 Elektrophysiologie des Schlafs

Der Hirnforscher Alfred Loomis, der mit seinen Mitarbeitern in New York bereits 1937 als erster die Gehirnaktivität gemessen hatte, fand fünf verschiedene Aktivitätsniveaus des schlafenden Gehirns und nannte sie schließlich „Schlafstadien". Sie werden von A bis E durchgezählt. A bezeichnet dabei die Phase vor dem Einschlafen, die durch ein entspanntes Wachsein charakterisiert ist. Der eigentliche Schlaf wird in vier Stadien eingeteilt (B bis E). EEG-Aufzeichnungen enthüllen, dass das menschliche Gehirn schon vor der Geburt bis zum Tod pausenlos aktiv ist. Das EEG greift dabei feine elektrische Impulse über Elektroden an der Schädeldecke und anderen Positionen ab. Die Nervenzellen des Gehirns feuern etwa acht bis zwölf Mal pro Sekunde. Die Gehirnaktionen werden als Hertz (Hz) in Schwingungen pro Sekunde gezählt. Bei sehr intensiver geistiger Aktivität kann die Schwingungszahl auf 30 Hz ansteigen. Schnelle Impulse bei Wachheit heißen dabei Beta-Wellen, langsamere Wellen werden dagegen als Alpha-Wellen bezeichnet. Im Schlaf dagegen feuern Neuronengruppen höchstens sieben Mal pro Sekunde, die Frequenz kann sogar auf ein halbes Hz (einmal binnen zwei Sekunden) verlangsamt werden. Aktivitätswellen in dieser Frequenz (4-7 Hz) werden als Theta-Wellen bezeichnet.

Unmittelbar vor dem Einschlafen lassen sich mit dem EEG Alpha-Wellen registrieren, während der Einschlaf-Phase dann Theta-Wellen (vergleiche Glossar). Daneben existieren noch Aktivitätsformen des schlafenden Gehirns, die als Schlafspindeln beziehungsweise als K-Komplexe bezeichnet werden. Aktivitätswellen in der Größenordnung von einem halben Hz heißen Delta-Wellen. Sie sind für den Tiefschlaf kennzeichnend, sofern dieser Zustand mindestens sechs Sekunden im Verlauf einer halben Minute andauert. Generell gilt: je tiefer der Schlaf, desto mehr Delta-Wellen werden registriert. Laufen gerade Delta-Wellen ab, ist der Schlafende nicht leicht weckbar; je mehr Theta-Wellen jedoch auftreten, desto seichter ist der Schlaf genau zu diesem Zeitpunkt.

Auf Langzeit-EEGs konnte zudem erkannt werden, dass über die 24-Stundenspanne eines Tages grundlegende Ruhe-Aktivitäts-Zyklen von 90 Minuten Dauer vorliegen.

1.8.9 Schlafstadien

Das Schlafstadium 1 tritt während des Einschlafens auf. Schlafstadium 2 wird auch als „normaler" Schlaf bezeichnet und herrscht die meiste Zeit während eines Nachtschlafs oder einer längeren Schlafperiode vor. Stadium 2 ist vorwiegend an Theta-Wellen sowie Schlafspindeln und K-Komplexen erkennbar. Gerade vermehrt präsente Theta-Wellen signalisieren auch, dass der Schlafende in dieser Phase leicht weckbar ist. Die Schlafstadien 3 und 4 kommen während eines Tiefschlafs vor. Im Stadium 3 sind Delta-Wellen zu weniger als 50 Prozent registrierbar, in Stadium 4 dagegen darüber. Das Stadium 5, das REM-Stadium, ist durch die schnellen Augenbewegungen und eine maximal erschlaffte Muskulatur erkennbar und bildet sich im EEG mit Theta-Wellen ab, ähnlich dem Schlafstadium 1. Während des 5. Stadiums, also während des REM-Schlafs, wird von fast allen Menschen geträumt, was in den übrigen Schlafstadien nicht so dominant auftritt. Die amerikanischen Forscher Aserinsky, Kleitman und Dement befassten sich bevorzugt mit dem REM-Schlaf.

Eine längere Schlafperiode gliedert sich in mehrere ultradiane 90-Minuten-Rhythmen. Jeder einzelne dieser periodisch auftretenden 90-Minuten-Zyklen ist aber auch in sich wieder rhythmisch gegliedert. In ihm folgen die fünf Schlafstadien, die mit einer REM-Phase abgeschlossen werden, also binnen eineinhalb Stunden, konsequent aufeinander. Der Tiefschlafanteil wird hierbei in jedem späteren 90-Minuten-Zyklus etwas kürzer. Umgekehrt nimmt die REM-Schlafphase von Zyklus zu Zyklus zu. Ab einem vierten Zyklus sind normalerweise nur noch die Stadien 2 und 5 erkennbar, die dann jeweils etwa 45 Minuten dauern (Abbildung 1).

Schlafphasen in einer Nacht

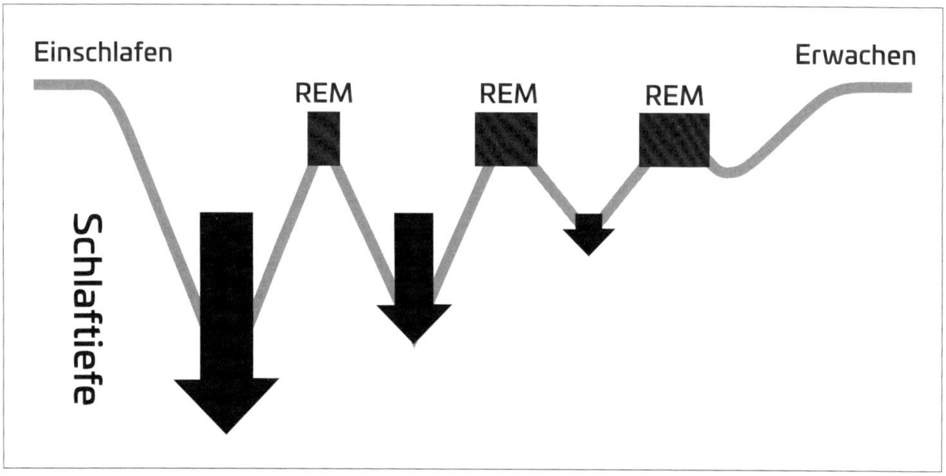

Abbildung 1: Abfolge der Schlafphasen in einer Nacht: Halbquantitative Darstellung der abnehmenden Schlaftiefe und der zunehmenden REM-Schlafdauer [10]

Die hier geschilderte Schlafarchitektur macht plausibel, warum Schlafende zu Beginn der Nacht deutlich schwerer weckbar sind als im späteren Verlauf des Nachtschlafs. Für gewöhnlich wacht ein Schlafender auch mehrmals im Verlaufe einer Nacht auf, bevorzugt vor oder nach einer REM-Phase. Üblicherweise wird sich aber nur an die merkwürdigsten Träume erinnert, wenn man unmittelbar daraus erwacht. Das Aufwachen ist in der Regel daran erkennbar, dass sich der Schläfer zu diesem Zeitpunkt um die Körperachse dreht. Leidet ein Mensch an Schlafstörungen, tauchen unter anderem während seiner Nachtruhe sehr oft Sorgen des vergangenen Tages wieder auf, so dass er hellwach wird und dann nur sehr schwer wieder einschlafen kann.

Die eben geschilderte interne Schlafrhythmik ist am ausgeprägtesten zwischen dem zwanzigsten und fünfunddreißigsten Lebensjahr. Bei den meisten Menschen verschwindet allerdings der Tiefschlaf mit 40 oder spätestens mit 50 Jahren ganz. Die Situation, dass dann jeweils die Stadien 2 (normaler Schlaf) und 5 (REM-Schlaf) unmittelbar aufeinander folgen, führt dazu, dass Menschen in ihrer zweiten Lebenshälfte generell häufiger aufwachen und ihr Schlaf nicht nur in der zweiten Nachthälfte durchgehend leichter störbar wird (Abbildung 2).

Dieses wird von den Betroffenen mit einiger Sorge betrachtet, weil sie einen herannahenden Verlust ihrer Gesundheit und Leistungsfähigkeit fürchten. Genau dadurch verstärkt sich aber dann auch ihre Schlafstörung. Oft hilft es bereits, wenn der Arzt oder Apotheker einem über 40-Jährigen Rat- und Hilfesuchenden erklärt, dass häufigeres Wachwerden und ein seichterer Schlaf im Verlaufe der gesamten Nacht bei ihm rein altersbedingt ist und damit „normal", somit also keinen eigenen Krankheitswert besitzt.

Die vorstehenden Ausführungen in diesem Kapitel 1.8 finden sich so oder sinnidentisch in den Quellen [12] und [45]. Sie werden jeweils auch durch die Aussagen diverser weiterer im Literaturverzeichnis zitierten Fundstellen, vor allem der einschlägigen Therapie-Leitlinien bestätigt.

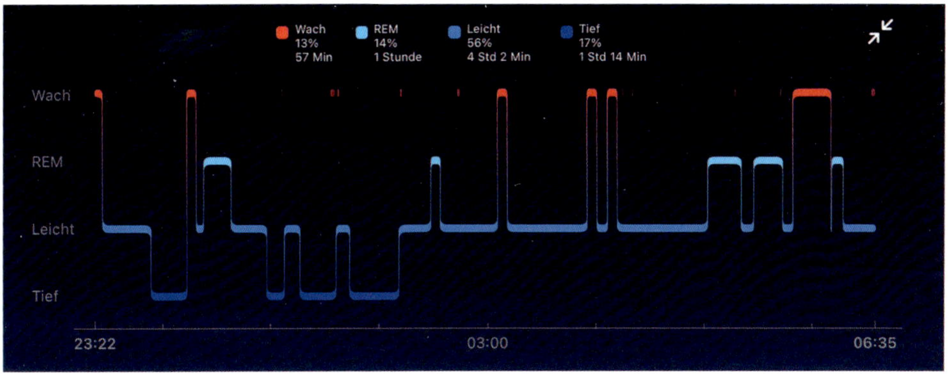

Abbildung 2: Beispiel für eine Schlafaufzeichnung mit einem handelsüblichen Schlaftracker

2 Ätiologie, Diagnose und Pathophysiologie von Schlafstörungen

2.1 Ätiologie und Pathophysiologie

Modelle der Insomnie – wie sie insbesondere in den einschlägigen Leitlinien, zum Beispiel [24] vorgestellt werden – gehen davon aus, dass es prädisponierende, auslösende und aufrechterhaltende Faktoren für eine Schlafstörung gibt. So gelten genetische Einflüsse und Persönlichkeitscharakteristika, wie zum Beispiel Neurotizismus oder maladaptiver Perfektionismus als prädisponierende Faktoren.

Akute Insomnien dagegen werden durch Stressoren ausgelöst, zum Beispiel durch arbeitsbezogenen oder interpersonellen Stress. Allerdings handelt es sich bei der akuten Insomnie um ein transientes und sehr häufig auftretendes Phänomen, das sich bei den meisten Menschen nach Wegfall des Stressors wieder zurückbildet.

Für die Entwicklung einer chronischen Insomnie kommen meist aufrechterhaltende Faktoren oder weitere Stressoren hinzu. In Bezug auf das Verhalten haben A. J. Spielmann et al. [34] darauf hingewiesen, dass viele Patienten mit Insomnie schlafbezogene maladaptive Coping-Strategien einsetzen, zum Beispiel eine Verlängerung der nächtlichen Bettzeit oder das Einlegen eines Mittagschlafs, um den Schlafverlust der vergangenen Nacht zu kompensieren. Dies führt über eine Reduktion des Schlafdrucks jedoch zu einer Aufrechterhaltung der Insomnie. Vorstellbar ist auch, dass eine neurobiologisch angelegte Vulnerabilität, z. B. des Stresssystems, dazu führt, dass es bei Menschen mit einer entsprechenden Präposition nach Ablauf eines belastenden Ereignisses nicht wieder zu einer zügigen Herabregulation des Stresssystems kommt. Dieses bliebe dann permanent überaktiviert, was als chronisches Hyperarousal bezeichnet wird.

Das Hyperarousal-Modell der Insomnie ([27]) postuliert, dass bei einer chronischen Insomnie als pathogenetische Endstrecke eine persistierende Übererregung auf kognitiver, emotionaler und physiologischer Ebene besteht. Zentral für dieses Modell sind Befunde, nach denen bei Patienten mit Insomnie ein erhöhter Anteil schneller Frequenzen im EEG des Non-REM-Schlafs vorliegt. Zudem wurde festgestellt, dass eine erhöhte Frequenz von Mikroarousals spezifisch im REM-Schlaf vorliegt. Dies könnte zu einer verstärkten fälschlichen Wahrnehmung des REM-Schlafs als Wachheit bei Insomniepatienten beitragen. Hyperarousal-Konzepte lassen sich sehr gut mit neurobiologischen Regulationsmodellen von Schlafen und Wachen wie etwa dem Modell von C. B. Saper et al. [29] vereinbaren. Danach wäre das Hyperarousal als Folge einer Dominanz von Arousal-vermittelnden Hirnarealen gegenüber schlafinduzierenden Hirnarealen vorstellbar.

Kognitive Modelle der Insomnie betonen die Bedeutsamkeit von „worry/rumination" (Sorgen/Grübeln) für die Entstehung und Aufrechterhaltung einer Schlafstörung. Vielen Betroffenen gehen dabei vor allem abends im Bett belastende Gedanken durch den Kopf und sie haben das Gefühl, „nicht abschalten zu können". Inhaltlich beziehen sich die Gedanken häufig auf belastende Ereignisse oder, was sehr typisch ist, auf die Schlafstörung und ihre realen oder antizipierten Konsequenzen. Zudem fassten C. Baglioni et al. [9] Befunde zusammen, nach denen sich Patienten mit Insomnie auch durch eine höhere emotionale Reagibilität auf belastende Ereignisse auszeichnen, was möglicherweise ebenfalls zur Entstehung und Aufrechterhaltung der Schlafstörung sowie zu deren psychischen Konsequenzen beiträgt.

Hinsichtlich der Entstehung und Aufrechterhaltung von Insomnien sind auch zirkadiane Faktoren der Schlaf-Wach-Regulation von Relevanz, die zum Beispiel bei Schichtarbeit oder bei Blindheit (vergleiche Glossar) ursächlich für Insomnien zum Tragen kommen können. Ein wichtiger Faktor von Insomnien bei Blindheit oder Schichtarbeit sind entweder fehlende Zeitgeber (Blindheit) oder auch eine Desynchronisation zirkadianer Rhythmen, was beispielsweise bei der Nachtschicht in einer Tag-Nacht-Umkehr zum Tragen kommt.

2.2 Chronobiologische Schlafstörungen

Flüge über mehrere Zeitzonen sowie Schichtarbeit stören die Innere Uhr empfindlich. Der Schlaf findet dann zu früh oder zu spät statt, also in jedem Fall zur falschen Zeit.

Ein Mensch, der unter dem Syndrom der vorverlagerten Schlafphase leidet, geht viel zu früh – beispielsweise bereits um 18 Uhr – schlafen, weil er sich einfach nicht mehr wachhalten kann. Er erwacht dann gewöhnlich sehr früh und kann dann nicht mehr weiterschlafen. Bei solchen Menschen ist die zirkadiane Periode von Körpertemperatur und Cortisolausschüttung verkürzt [42]; sie gehören definitionsgemäß zum „Lerche"-Typ. Hier hilft am besten, wenn sie mit einer hellen Lampe und strikt regelmäßigem Leben als Zeitgebern den inneren Temperatur- und Schlafrhythmus an die Außenwelt anzupassen versuchen.

Auf der anderen Seite leiden Personen mit dem Syndrom der verzögerten Schlafphase darunter, dass sie erst sehr spät einschlafen können und entsprechend auch weit in den Vormittag hinein schlafen. Anschließend sind sie immer noch müde und für gewisse Zeit auch nur begrenzt leistungsfähig. Solche Menschen sind extreme „Eule"-Typen.

Schließlich existiert auch noch eine chronobiologische Störung, die durch ein unregelmäßiges Schlaf-Wach-Muster gekennzeichnet ist. Personen, die hiervon betroffen sind, wachen nachts häufig auf und sind, da sie dann lange wachliegen, am Tag so müde, dass sie zwischendurch mindestens zweimal schlafen müssen. Ihr Rhythmus ist nicht mehr circadian. Gelegentlich handelt es sich hierbei um ansonsten gesunde Menschen, meist aber um ältere, depressive Patienten und noch häufiger um Alzheimer-Patienten (vergleiche Einleitung und Tabelle 3.2, Schlafstörungen bei psychischen Störungen).

2.3 Epidemiologie

M. M. Ohayon [22] hat relevante Untersuchungen zur Epidemiologie insomnischer Störungen zusammengefasst und kam zu dem Ergebnis, dass circa zehn Prozent der Erwachsenen in industrialisierten Ländern unter einer chronischen Insomnie leiden. Für Deutschland liegen aus der Studie zur Gesundheit Erwachsener in Deutschland (DEGS1) Daten zur Häufigkeit von Insomnien vor. Insomnische Symptome traten bei 67 Prozent der Befragten mit einem Alter zwischen 18 und 79 Jahren einmal im letzten Jahr auf. Mindestens dreimal pro Woche traten die

Symptome bei 30,3 Prozent der Befragten auf. Wurde dann jedoch auch noch berücksichtigt, dass eine schlechte Schlafqualität vorlag, reduzierte sich die Häufigkeit auf 21,9 Prozent. Zusätzlich eine klinisch relevante Tagesbeeinträchtigung wie etwa Müdigkeit oder Erschöpfung wiesen schließlich noch 5,7 Prozent der Befragten auf. In einer Publikation von C. M. Morin et al. [20] wird berichtet, dass etwa 70 Prozent aller Patienten mit Insomnie persistierende Beschwerden über einen Zeitraum von mindestens einem Jahr aufweisen. 46 Prozent aller Patienten zeigten in dieser Studie insomnische Symptome über einen Zeitraum von drei Jahren.

Weiterhin deutet eine Reihe von Studien auf ein erhöhtes Risiko von insomnischen Symptomen bei Schichtarbeitern hin. Es zeigte sich, dass ein Wechsel zu Tagesschicht oder fixen Schichten zu einer Verringerung dieser Symptome führen kann.

Zusammenfassend lässt sich somit feststellen, dass Insomnien nicht nur als transiente Beschwerden, sondern auch auf der Ebene der klinisch relevanten Diagnose sehr häufig sind (in Deutschland circa sechs Prozent der Bevölkerung) und ein hohes Ausmaß an Chronifizierung aufweisen.

2.4 Gesundheitsrisiken durch chronische Schlafstörungen

Chronische Insomnie (vergleiche Infokasten 2.1) begünstigt die Entstehung von somatischen und/oder psychischen Erkrankungen. Sie steigert langfristig das Risiko für Herzinfarkte, Herzversagen und Bluthochdruck. Dagegen konnte noch nicht widerspruchsfrei und konsistent nachgewiesen werden, dass zu wenig Schlaf langfristig auch zu Gewichtszunahme führt.

INFOKASTEN 2.1

Klassifikation der Schlafstörungen nach ICD-10 [41]

Nichtorganische Schlafstörungen
- F 51.0 Nichtorganische Insomnie
- F 51.1 Nichtorganische Hypersomnie
- F 51.2 Nichtorganische Störung des Schlaf-Wach-Rhythmus
- F 51.3 Schlafwandeln
- F 51.4 Pavor nocturnus
- F 51.5 Albträume
- F 51.8 Andere nichtorganische Schlafstörungen
- F 51.9 Nicht näher bezeichnete nichtorganische Schlafstörungen

Organische Schlafstörungen
- G 25.80 Periodische Beinbewegungen im Schlaf (PLMS)
- G 25.81 Syndrom der unruhigen Beine (Restless-Legs-Syndrom)
- G 47.0 Organisch bedingte Insomnie
- G 47.1 Krankhaft gesteigertes Schlafbedürfnis (idiopathische Hypersomnie)
- G 47.2 Störungen des Schlaf-Wach-Rhythmus
- G 47.3 Schlafapnoe-Syndrom
- G 47.4 Narkolepsie und Kataplexie
- G 47.8 Sonstige Schlafstörungen (z. B. Kleine-Levin-Syndrom)

Dr. E. C. Hanlon vom Gesundheitscenter der Medizinischen Fakultät der Universität von Chicago fand jedoch in ihren Untersuchungen heraus, dass Schlafentzug bei ihren Probanden eindeutig mit einem erhöhten Risiko für Übergewicht verbunden war. Neben einem gestörten Insulin- und Kohlenhydratstoffwechsel sorgten auch Veränderungen bei anderen peripher wirksamen Hormonen dazu, dass ihre Probanden einen erhöhten Appetit und Hunger entwickelten und zwar besonders für energiereiche Kohlenhydrate und fettreiche Speisen, so dass sie mehr als gewöhnlich Snacks und energiereiche Nahrungsmittel verzehrten. Gleichzeitig wurden erhöhte Blutwerte von Endocannabinoiden gefunden, die es den Probanden zusätzlich schwer machten, den Verzehr von hochenergetischer Nahrung zu stoppen.

In einer Publikation teilte K. Spiegel [33], ebenfalls von der Universität von Chicago, mit, dass eine Schlafzeitverkürzung bei gesunden jungen Männern tagsüber zu einer signifikanten Absenkung der Blutwerte des anorektisch wirksamen Hormons Leptin („Satt-Hormon") sowie zu einer ebenso signifikanten Erhöhung des Hungerfaktors Ghrelin führte mit der Folge von verstärktem Hungergefühl und Appetit, besonders für kalorienreiche Speisen mit hohem Kohlenhydratanteil.

Ein zu kurzer Schlaf führt auch entsprechend Untersuchungen von S. Taheri [38] bei 1024 freiwilligen Teilnehmern neben verringerten Leptin- und erhöhten Ghrelin-Spiegeln auch zu einem Anstieg des Body Mass Index (BMI). Außerdem waren hier die Blutwerte von Adiponectin, Insulin, Glukose und das Lipidprofil verändert. Zahlreiche weitere Publikationen zeigten bisher bereits bei großen Kollektiven, dass Schlafentzug Übergewicht begünstigt.

Eine Zunahme von Diabetes und spätere Entstehung eines metabolischen Syndroms jedoch scheint zweifelsfrei mit chronischer Insomnie assoziiert zu sein. Außerdem zeichnete sich in mehreren Untersuchungen ab, dass Insomnie-Beschwerden zu häufigeren Krankschreibungen führen und mehr Unfälle am Arbeitsplatz und im Straßenverkehr nach sich ziehen. Ein weiterer Befund von Metaanalysen ist, dass eine schlechte Schlafqualität und eine kortikale Atrophie bei älteren Menschen miteinander korreliert sind. Ferner konnten Zusammenhänge hergestellt werden für Insomnien mit Suizidalität beziehungsweise Suizidversuchen und schließlich vollzogenen Suiziden. Darüber hinaus liegen umfangreiche epidemiologische Studien vor, die chronische Schlafbeschwerden in Zusammenhang bringen mit einem späteren Auftreten psychischer Erkrankungen, insbesondere Depressionen [6]), aber auch mit Angsterkrankungen und Substanzabhängigkeit (Hypnotika u. a.). Die vorhandene wissenschaftliche Literatur belegt klar, die Behandlung von Insomnien lindert nicht nur den Leidensdruck entsprechender Patienten, sondern wirkt auch präventiv hinsichtlich der Entstehung psychischer und organischer Erkrankungen.

2.5 Kosten

Mehrere Arbeiten der letzten Jahre widmeten sich der Frage der direkten und indirekten Kosten der Insomnie. Spezifische Zahlen aus Deutschland lagen allerdings bislang nicht vor. Von hohem Interesse sind die Daten einer Untersuchung zu den Kosten der Erkrankungen des Gehirns in Europa im Jahr 2010. Im Rahmen dieser gesundheitsökonomischen Untersuchung konnte gezeigt werden, dass Schlafstörungen den 9. Platz aller neuropsychiatrischen Erkrankungen im Hinblick auf die direkten und indirekten Kosten einnehmen. In einer ähnlichen, weltweit durchgeführten Untersuchung lag die Insomnie auf Platz 11 im Hinblick auf die „Global Burden of Disease".

Zusammenfassend belegt die vorliegende Literatur, dass Insomnien hohe Kosten im Gesundheitssystem verursachen, einerseits direkte Kosten, etwa durch Medikamente oder Psychotherapie, andererseits auch indirekte Kosten durch Fehltage am Arbeitsplatz, verminderte Leistung am Arbeitsplatz oder Frühberentung. Die Datenlage ist allerdings verbesserungswürdig. Weitere gesundheitsökonomische Studien müssen genauer klären, wie hoch die direkten und indirekten Kosten der Insomnie in Deutschland konkret sind.

2.6 Diagnostisches Vorgehen

Es existiert seit längerem eine international akzeptierte und praktizierte Klassifizierung der hauptsächlichen Schlafstörungen [4].

Es wird dringend empfohlen, in der Diagnostik von Insomnien Schlaftagebücher einzusetzen (Zeitraum zwischen 7 und 14 Tage).

Mit Fragebögen, zum Beispiel dem Pittsburger Schlafqualitäts Index (PSQI), kann relativ schnell ein Eindruck über das Ausmaß der schlafbezogenen Beschwerden gewonnen werden. Der PSQI kann einen Wert von 0–21 Punkten annehmen, Werte über 5 Punkte gelten als auffällig. Der PSQI ist allerdings kein spezifisches Instrument zur diagnostischen Beurteilung einer Insomnie (vergleiche auch Tabelle 2.1.].

Tabelle 2.1: Diagnostische Instrumente zur Erfassung von Schlafstörungen

Verfahren	Zielsetzung	Kurzbeschreibung
Pittsburgher Schlafqualitätsindex (PSQI)	Erfassung der subjektiven Schlafqualität sowie von Schlafstörungen inklusive Fremdanamnese innerhalb der letzten 2 bzw. 4 Wochen	Fragebogen zur Selbsteinschätzung Dauer 5 bis 10 min. Gesamt-Score 0–21 mit zufriedenstellender Reliabilität und Validität
Schlaffragebogen A (SF-A)	Spezifische Erfassung des Schlafs der vorhergehenden Nacht und der Befindlichkeit am Vortag	Schlaf-Fragebogen mit 22 Fragen: Dauer ca. 3 bis 5 min, Wertebereich 1–5; 5 Subskalen
Abend- und Morgen- protokolle „Schlaftagebuch"	Schlaftagebuch zur Diagnostik und Therapieverlaufsmessung	Schlaftagebuch, das mit geringem Zeitaufwand für längere Zeiträume genutzt werden kann
ISI (Insomnia Severity Index)	Erfasst den Schweregrad insomnischer Störungen	Fragebogen mit 7 Items, Dauer 3–5 min, Wertebereich 0–28 validiert für den Einsatz als Screeninginstrument und für die Erfassung von Therapieeffekten

Mit Hilfe des Schlaf-Fragebogens A kann ein Überblick über den Schlaf einer spezifischen Nacht gewonnen werden.

Ebenso hat sich im Rahmen der Diagnostik von Insomnien [2], (vergleiche auch Infokasten 2.1, Infokasten 2.2 und Infokasten 2.3.) der Insomnia Severity Index (ISI) [18] bewährt, der es erlaubt, den Schweregrad einer Insomnie einzuschätzen. Einen Überblick über die zurzeit verfügbaren Skalen im Bereich von Schlafstörungen findet sich bei A. Shadid et al. [30].

INFOKASTEN 2.2

Differenzialdiagnosen von Schlaf-Wach-Störungen nach DSM-5

- Insomnische Störung
- Hypersomnische Störung
- Narkolepsie
  - Schlafbezogene Atemstörungen
  - Obstruktive Schlafapnoe/Hypopnoe
  - Zentrale Schlafapnoe
  - Schlafbezogene Hyperventilation
- Zirkadiane Störungen des Schlaf-Wach-Rhythmus
  - Verzögerte Schlafphase
  - Vorverlagerte Schlafphase
  - Irreguläre Schlafphase
  - Non-24 h-Schlafphase
  - Schichtarbeit
- Parasomnien
  - Nicht-Rapid-Eye-Movement-Schlaf-Arousal-Störung:
  - Somnambulismus, Pavor nocturnus, Albtraum-Störung
  - REM-Schlaf-Verhaltensstörung
- Restless-Legs-Syndrom
- Substanz-/Medikationsinduzierte Schlafstörung
- Andere spezifische insomnische Störungen
- Unspezifische insomnische Störungen
- Andere spezifische hypersomnische Störungen
- Unspezifische hypersomnische Störungen
- Andere spezifische Schlaf-Wach-Rhythmusstörungen
- Unspezifische Schlaf-Wach-Rhythmusstörungen

INFOKASTEN 2.3

Diagnostisches Vorgehen bei Insomnien [1]

1. Medizinische Anamnese/Diagnostik
   - Frühere und jetzige körperliche Erkrankungen (bspw. Schmerzen)
   - Medikamente, Alkohol, Nikotin, Drogen
   - Labor, z. B. Schilddrüsenwerte, Blutbild, Gamma-GT, Leberwerte
   - Gegebenenfalls EEG, EKG, CT/MRT des Schädels nach Klinik

2. Psychiatrische/psychologische Anamnese
   - Jetzige und frühere psychische Störungen
   - Persönlichkeitsfaktoren
   - Arbeits- und partnerschaftliche Situation
   - Aktuelle Konflikte

3. Schlafanamnese
    - Auslosende Faktoren einschließlich Traumata
    - Arbeitszeiten/zirkadiane Faktoren (Schicht und Nachtarbeit)
    - Aktuelles Schlafverhalten
    - Vorgeschichte der Schlafstörung
    - Schlaftagebuch
    - Fremdanamnese (periodische Beinbewegungen/Atempausen)

4. Aktometrie

5. Polysomnographie

Das diagnostische Vorgehen bei der erstmaligen Diagnose einer Insomnie sollte eine ausführliche somatische Anamnese und Diagnostik, eine psychiatrische/psychologische Anamnese, eine schlafbezogene Anamnese sowie unter Umständen eine Aktometrie beziehungsweise Polysomnographie (vergleiche Infokasten 2.4) beinhalten [11]).

INFOKASTEN 2.4

Hauptindikationen zur Polysomnographie eines Insomniepatienten in einem Schlaflabor [1]

- Therapieresistente Insomnie
- nach Ausschöpfung anderer diagnostischer Maßnahmen bei Verdacht auf eine organisch bedingte Insomnie, vor allem in Zusammenhang mit einem Schlafapnoe-Syndrom oder dem Syndrom periodischer Beinbewegungen
- Insomnie bei Risikogruppen in Verbindung mit Eigen- oder Fremdgefährdung
- zum Beispiel bei Berufskraftfahrern oder Personen, die mit gefährlichen Maschinen arbeiten
- Verdacht auf große Diskrepanz zwischen subjektiv erlebter Insomnie-Schwere und polysomnographischem Befund

Die Aktometrie ist ein Verfahren zur Erfassung der Bewegungsaktivität von Patienten über längere Zeiträume, wodurch Schlafzeiten mit geringem Aufwand und geringer Störung des Patienten erfasst werden können. Viele Anbieter stellen entsprechende Geräte oder Smartphone-Apps bereit (vergleiche auch Kapitel 3.1 Psychotherapie). Einer aktuellen Übersichtsarbeit zur Folge unterschätzen jedoch viele dieser Messverfahren das Ausmaß von Schlafstörungen und überschätzen die Gesamtschlafzeit im Vergleich zur Polysomnographie .

Die Polysomnographie dient der Erfassung der Schlafarchitektur beziehungsweise der Schlafstadien und der Kontinuität des Schlafs. Dabei werden folgende Parameter aufgezeichnet:

- Elektroenzephalogramm (EEG) – Aufzeichnung der Hirnströme
- Elektrokardiogramm (EKG) – Aufzeichnung der elektrischen Herzaktivität
- Pulsoxymetrie – Aufzeichnung der Sauerstoffsättigung des Blutes und der Herzfrequenz
- Elektrookulographie (EOG) – Aufzeichnung der Augenbewegungen; Erfassung der REM-Phasen (rapid-eye-movement Phasen; schnelle Augenbewegungen; die meisten Träume finden in dieser Phase statt)

- Submentale Elektromyographie (EMG) – Aufzeichnung der Muskelaktivität, z. B. der Beine oder der Kaumuskulatur
- Atemfluss und Atmungsbewegungen – Gemessen werden sowohl die abdominellen (Bauchatmung) als auch die thorakalen (Brustatmung) Atembewegungen.

Die kontinuierliche Registrierung erfolgt über mindestens sechs Stunden.
In einer Metaanalyse der polysomnographischen Literatur zur primären Insomnie wurde gezeigt, dass Patienten mit Insomnie eine objektivierbare signifikante Verkürzung der Schlafzeit, eine signifikante Verlängerung der Einschlafzeit und eine Erhöhung der nächtlichen Wachzeit aufweisen [7]. Zudem waren die Tiefschlaf- und REM-Schlafanteile im Vergleich zu Menschen ohne Schlafstörung signifikant reduziert. Im Kontrast zu diesen polysomnographischen Befunden zeigte sich eine etwa zweistündige subjektive Verkürzung der Schlafzeit. Dieser Unterschied zwischen polysomnographisch messbaren und subjektiven Befunden ist seit langem bekannt und hat teilweise zu der Einstellung geführt, dass die Durchführung einer Polysomnographie bei insomnischen Störungen in der Regel nicht zielführend sei. Denn sie stimme nur wenig mit den subjektiven Beschwerden überein. Allerdings ist gerade umgekehrt zu argumentieren, nämlich, dass die Polysomnographie einen diagnostischen Zusatznutzen hat, da nur so der Gehirnzustand „Schlaf" in Abgrenzung zum subjektiven Erleben erfasst werden kann. Von Interesse ist, dass in den letzten zehn Jahren gezeigt werden konnte, dass Veränderungen der spektralen Zusammensetzung des Schlaf-EEG mit einer Zunahme von schnellen Frequenzen sowie eine Zunahme von Mikroarousals zu einer veränderten Schlafwahrnehmung bei Patienten beitragen. Darüber hinaus fallen durch polysomnographische Untersuchungen bei Patienten mit Insomnien auch bei klinisch eindeutiger Anamnese überraschend viele Fälle von Schlafapnoe-Syndrom und dem Syndrom der nächtlichen periodischen Beinbewegung auf [11] (vergleiche auch Glossar).

Siehe auch Kapitel 3.4 Leitlinien.

Schlafbezogene Atmungsstörungen, für die eine eigene Therapie-Leitlinie entwickelt wurde, der auch die nachfolgenden Ausführungen entstammen, treten ausschließlich oder überwiegend im Schlaf auf. Sie wirken störend auf den Schlaf zurück und beeinträchtigen damit seine Erholungsfunktion. Charakteristische Muster der gestörten Atmung sind Apnoen und Hypopnoen mit oder ohne pharyngealer Obstruktion und Hypoventilation. Je nach Art der vorliegenden Atmungsstörungen gehen sie mit Hypoxämie einher, beziehungsweise sie verursachen Hyperkapnie und Azidose [23, 44].

2.7 Definition der obstruktive Schlafapnoe-syndrome (OSA)

Entsprechend der ICSD-3 (International Classification of Sleep Disorders) (AASM [2] wird eine obstruktive Schlafapnoe (OSA) dann diagnostiziert, wenn die Atmungsstörungen durch keine andere Schlafstörung oder medizinische Erkrankung oder durch Medikamente oder andere Substanzen erklärbar ist (vergleiche auch Infokasten 3.2).

2.7.1 Klinische Symptomatik

Bei Patienten mit OSA ist Tagesmüdigkeit bis hin zum unfreiwilligen Einschlafen das führende klinische Symptom. Tagesschläfrigkeit verursacht Leistungsdefizite und beeinträchtigt im Laufe der Erkrankung u. a. auch die kognitive Leistungsfähigkeit, die soziale Kompatibilität und die Lebensqualität. Von nahestehenden Personen werden Atemstillstände berichtet. Der diagnostische Hauptbefund ist der Apnoe-Hypopnoe-Index (AHI). Er gibt die Anzahl der Apnoen und Hypoapnoen je Stunde Schlafzeit an und er objektiviert damit die Diagnose und bestimmt in Zusammenschau mit der klinischen Symptomatik und den komorbiden Erkrankungen den Schweregrad einer OSA. Ab einem AHI > 15/h und < 30/h wird die Schlafapnoe als mittelgradig, ab einem AHI > 30/h als schwer eingestuft.

Patienten mit einer OSA können auch durch nächtliches Aufschrecken mit kurzzeitiger Atemnot, Schnarchen (bei 95 Prozent der Betroffenen), insomnische Beschwerden mit häufigem nächtlichem Erwachen und nächtliche Palpitationen auffallen. Ferner können Nykturie, Nachtschweiß, Enuresis, nächtliches Erwachen mit Würgen, den Atem anhalten oder Keuchen, morgendliche Schlaftrunkenheit und nächtliche beziehungsweise morgendliche Kopfschmerzen auftreten. Am Tag beziehungsweise im Wachzustand sind Erschöpfung, Impotenz, die Beeinträchtigung der Gedächtnisleistung, Persönlichkeitsveränderungen und Depressionen mögliche Symptome.

2.7.2 Epidemiologie, prädisponierende und auslösende Faktoren

In den letzten 20 Jahren wird ein Anstieg der Prävalenz der obstruktiven Schlafapnoe um 14 bis 55 Prozent verzeichnet. Nach dem ICSD-3 [2] haben drei bis sieben Prozent der erwachsenen Männer und zwei bis fünf Prozent der erwachsenen Frauen ein Schlafapnoe-Syndrom. Unabhängig davon ist bei Patienten mit Erkrankungen des Herzkreislaufsystems die Prävalenz zwei- bis dreifach höher als in der Normalbevölkerung. Männer sind häufiger davon betroffen als Frauen. Im Alter steigt die Prävalenz [23, 44].

Faktoren, die die Häufigkeit des Auftretens von obstruktiver Schlafapnoe bestimmen, sind in erster Linie der BMI, das Alter, das Geschlecht sowie kraniofaziale Besonderheiten (anatomische Atemwegsanomalien). Andere Faktoren sind Rauchen, Alkohol, Schwangerschaft, die Chemorezeptor-Sensitivität im Bereich der Atmungsregulation und vorbestehende Erkrankungen wie Rheuma, Akromegalie, Hypothyreose oder das polyzystische Ovarialsyndrom [44].

Familienanamnese, Genetik

Obwohl ein Schlafapnoe-induzierendes Gen bisher nicht identifiziert werden konnte, ist es möglich, dass die Erkrankung vererbbar ist. Es können nämlich etwa 35 Prozent der Variabilität der OSA auf genetische Faktoren zurückgeführt werden. Hat ein Elternteil eine OSA, dann steigt das Risiko der Nachkommen um das zwei- bis dreifache im Vergleich zu denjenigen mit Eltern ohne Schlafapnoe.

Beginn, Verlauf, Komplikationen

Die obstruktive Schlafapnoe nimmt eine natürliche Entwicklung in Abhängigkeit vom Alter, dem BMI und der Schnarch-Anamnese [23]. Die Inzidenz steigt zwischen dem 35. und 65. Lebensjahr an [44]. Für mögliche weitere Komplikationen sind das Ausmaß der nächtlichen Atmungsstörungen und die Tagesschläfrigkeit verantwortlich.

Tagesschläfrigkeit

Patienten mit OSA und Tagesschläfrigkeit haben ein drei- bis siebenfach erhöhtes Risiko, einen Verkehrsunfall zu verursachen.

Kardiovaskuläres Risiko

Es gibt Assoziationen der obstruktiven Schlafapnoe mit der koronaren Herzkrankheit und dem Vorhofflimmern. Der Zusammenhang mit anderen Herzrhythmusstörungen ist noch unklar.

Arterielle Hypertonie

Es existieren gut gesicherte Zusammenhänge von obstruktiver Schlafapnoe mit der arteriellen Hypertonie, insbesondere mit der resistenten Hypertonie und bei Patienten mit kardiovaskulären Begleiterkrankungen, mit Herzinsuffizienz, mit Schlaganfall, mit der koronaren Herzerkrankung, mit Vorhofflimmern und mit der Mortalität. Bratton et al. [8] ergänzen in einer Metaanalyse, dass eine gute Compliance bei der Behandlung der OSA den Effekt auf den Blutdruck bessert und der blutdrucksenkende CPAP-Effekt vergleichbar ist mit dem Effekt einer intraoralen Unterkiefer-Protrusionsschienen-Therapie [8].

Bei Patienten mit einer guten Compliance (Nutzung der vorgenannten Maßnahmen mindesten vier Stunden pro Nacht) nimmt die Inzidenz für die Entwicklung eines Hypertonus ab. Eine zusätzliche Gewichtsreduktion ist ebenso sinnvoll.

Schlaganfall

Die Leitlinien zur Primärprävention eines Schlafanfalls benennen die schlafbezogenen Atmungsstörungen als einen Risikofaktor für das Auftreten eines Schlaganfalls und empfehlen deshalb die Durchführung einer Polysomnographie bei Patienten mit Schnarchen, exzessiver Tagesschläfrigkeit, vaskulären Risikofaktoren, einem BMI > 30 kg/m² und einem therapierefraktären arteriellen Hypertonus. Dennoch ist bisher nicht ausreichend erwiesen, dass eine adäquate Behandlung der Schlafapnoe das Risiko eines Apoplexes senkt.

Herzinsuffizienz

Die bei herzinsuffizienten Patienten häufig auftretenden schlafbezogenen Atmungsstörungen (obstruktive und zentrale Schlafapnoen) sind auch bei subjektiv nicht-hypersomnischen Patienten mit einer erhöhten Morbidität und Mortalität assoziiert.

Diabetes mellitus

Wegen der hohen Koinzidenz von OSA und Typ-2-Diabetes sollten Patienten mit Diabetes mellitus Typ 2 unbedingt schlafmedizinisch evaluiert werden.

2.7.3 Therapeutische Verfahren

PAP-Therapie-Verfahren und Polysomnographie

Die Therapie der nächtlichen Atmungsstörungen richtet sich nach der Anzahl der pathologischen Atmungsereignisse je Stunde Schlafzeit, nach der Form der Apnoen (zentral, obstruktiv, Hypoventilation) sowie nach der klinischen Symptomatik, in erster Linie der Tagesschläfrigkeit. Die im Folgenden aufgeführten therapeutischen Maßnahmen können in der Regel sowohl isoliert als auch in Kombination miteinander zum Einsatz kommen.

Nächtliche Überdruckatmung

Die häufigste Therapieform für alle Schweregrade der obstruktiven Schlafapnoe ist die nächtliche Überdruckatmung (positive airway pressure, PAP) in Form des kontinuierlichen PAP-Modus (CPAP, „continuous PAP") [8].

Die Einleitung einer CPAP-Therapie kann erwogen werden bei einem Apnoe-Hypopnoe-Index (AHI) von 5-15/h mit einem oder mehreren der nachfolgend genannten Symptome beziehungsweise Begleiterkrankungen:

- exzessive Tagesschläfrigkeit (ESS > 10) oder Einschlafen in monotonen Situationen,
- kognitiven Defizite oder Symptome einer Depression als Folge einer SBAS,
- Herz-Kreislauf-Erkrankungen wie arterielle Hypertonie, Koronarer Herzkrankheit, Herzrhythmusstörungen, Zustand nach Schlaganfall u. a.

Die erstmalige Applikation einer Überdruckatmung sollte in einem Schlaflabor unter kontinuierlicher Überwachung durchgeführt werden. Denn es muss die Möglichkeit zum unmittelbaren Eingreifen eines Arztes bestehen. In der Regel sind ein bis zwei Polysomnographie-Nächte für die Einstellung ausreichend.

Eine polysomnograhische PAP-Initiierung ist sinnvoll, um andere maskierte Schlafstörungen wie Insomnie, PLMS (periodic leg movements syndrom), RBD (REM-sleep behavior disorder) oder zentrale Atmungsstörungen aufzudecken und um die Druckeffizienz in Abhängigkeit von Körperlage und Schlafstadium kontrollieren zu können.

Für die Beseitigung jeglicher Form von Atmungsstörungen gibt es kein effektiveres Verfahren als die Positivdruck-Therapie. Die Effekte der CPAP-Therapie auf Tagesschläfrigkeit, Kognition, Blutdruck und Lebensqualität sind abhängig von der Anwendungsdauer der Therapiegeräte während der im Schlaf verbrachten Zeit. Es zeigte sich kein positiver Effekt auf das Gewicht. Eher kann eine Gewichtszunahme unter der Therapie auftreten. Begleitende gewichtsreduzierende Maßnahmen sind daher bei dieser Indikation unerlässlich.

Die vorstehenden Ausführungen in diesem Kapitel 2 finden sich so oder sinnidentisch in den betreffenden Therapie-Leitlinien. Sie werden jeweils auch durch die Aussagen diverser weiterer im Literaturverzeichnis zitierten Fundstellen bestätigt.

3 Nicht-medikamentöse Behandlung von Schlafstörungen

In der Therapie von nicht durch organische Begleiterkrankungen verursachten Beeinträchtigungen eines erholsamen Schlafs besitzt besonders die Psychotherapie aufgrund ihrer hohen Erfolgsquote und ihrer oft langanhaltenden oder sogar bleibenden Heilwirkung einen exponierten Stellenwert [24, 25, 27].

3.1 Psychotherapie

Der Erfolg psychotherapeutischer Behandlungsverfahren hängt entscheidend von einer sorgfältigen Diagnosestellung (vergleiche Tabelle 3.1) ab, die unabdingbar die hauptsächlichen Ausschlusskriterien beziehungsweise Gegenanzeigen penibel zu beachten hat. [5, 10, 16, 19, 26, 31, 34]

Tabelle 3.1: Diagnostische Kriterien der insomnischen Störung („insomnia disorder") nach DSM-5

A	Eine im Vordergrund stehende Beschwerde der Unzufriedenheit mit der Schlafqualität oder -quantität, verbunden mit einem (oder mehreren) der folgenden Symptome: 1. Schwierigkeiten einzuschlafen 2. Schwierigkeiten durchzuschlafen, charakterisiert durch häufige Wachperioden oder Schwierigkeiten, nach nächtlichen Wachperioden wieder einzuschlafen 3. Frühmorgendliches Erwachen mit der Unfähigkeit, wieder einzuschlafen
B	Die Schlafstörung führt zu klinisch signifikantem Leiden oder Einschränkungen im sozialen, ausbildungs- und beruflichen Leben oder anderen wichtigen Funktionsbereichen
C	Die Schlafstörung tritt mindestens 3 Nächte pro Woche auf
D	Die Schlafstörung hält mindestens 3 Monate an
E	Die Schlafstörung tritt trotz ausreichender Gelegenheit für Schlaf ein
F	Die Insomnie wird nicht besser erklärt und tritt nicht ausschließlich im Rahmen einer andere Schlaf-Wach-Rhythmusstörung auf
G	Die Insomnie ist nicht zurückführbar auf die physiologischen Effekte einer Substanz (z. B. einer Droge oder einer Medikation)
H	Die koexistierenden psychischen und körperlichen Erkrankungen erklären nicht das Auftreten der Insomnie

3.1.1 Ausschlussdiagnosen

Zur Differenzialdiagnostik von Schlafstörungen gehört zuvorderst der Ausschluss einer Depression, die häufig von einer Hypersomnie begleitet ist. Andere psychische Störungen, wie zum Beispiel eine Borderlinestörung, Schizophrenien, Angst- und Essstörungen sind ebenfalls auszuschließen (vergleiche Tabelle 3.2).

Tabelle 3.2: Schlafstörungen bei psychischen Störungen

Erkrankung	Ein- oder Durchschlafstörung	Tiefschlafreduktion	REM-Schlaf-Disinhibition
Depression	+++	++	+++
Angststörungen	+	/	/
Alkoholabhängigkeit	+	+++	+
Borderlinestörung	+	/	
Demenzen	+++	+++	/
Schizophrenie	++++		+

+++ bei fast allen Patienten vorhanden, ++ bei ca. 50 % der Patienten vorhanden, + bei 10-20 % aller Patienten vorhanden, / bislang nicht beschrieben

Ebenfalls sollten keine organischen Erkrankungen wie beispielsweise Herz-Kreislauf-Anomalien, Atemstörungen, Hyperthyreose, Diabetes mellitus, Schlafapnoe, Inkontinenz oder Juckreiz vorliegen (vergleiche Infokasten 3.1).

INFOKASTEN 3.1

Organische Erkrankungen, die zu Schlafstörungen führen können

- Chronische Nierenerkrankungen/Magen-Darm-Erkrankungen
- Chronischer Schmerz z. B. bei rheumatischen Erkrankungen
- Endokrinologische Erkrankungen
- Epilepsien
- Extrapyramidalmotorische Erkrankungen
- Herz- und Lungenerkrankungen
- Kopfschmerzen
- Maligne Erkrankungen
- Polyneuropathien
- Schlaganfall
- Multiple Sklerose
- Starker Juckreiz bei Hauterkrankungen

Schließlich sollten psychoaktive Substanzen wie diverse Psychostimulanzien und etliche Arzneimittel nicht die Ursache einer Insomnie sein (vergleiche Infokasten 3.2).

INFOKASTEN 3.2

Substanzen, deren Einnahme zu einer Insomnie führen kann

- Antibiotika (z. B. Gyrasehemmer)
- Antidementiva (z. B. Piracetam)
- Blutdruckmittel (z. B. β-Blocker)
- Asthmamedikamente (z. B. Theophylin, β-Sympathomimetika)
- Diuretika
- Hormonpräparate (z. B. Thyroxin, Steroide)
- Antriebssteigende Antidepressiva (z. B. SSRIs)
- Stimulierende Substanzen (Coffein, und Synthetika, z. B. Amphetamine, Ecstasy)
- Alkohol und andere Rauschmittel

3.1.2 Schlafstörungen im Kontext der Psychotherapie

Die internationale Klassifikation der Schlafstörungen (International Classification of Sleep Disorders, ICSD) [3] unterscheidet über 80 verschiedene Formen. Nicht organische Schlafstörungen lassen sich – aus neurologischer und psychopathologischer Sicht – in zwei Hauptgruppen unterteilen nämlich in Dyssomnien und Parasomnien. Schätzungsweise leiden bis zu 30 Prozent der deutschen Bevölkerung unter einer dieser Arten von behandlungsbedürftigen Schlafstörungen. Frauen und alte Menschen sind überdurchschnittlich häufig betroffen.

Auf Seiten der körperlichen Erkrankungen können Herz-Kreislauf-Erkrankungen, Schlafapnoe, Morbus Parkinson, Polyneuropathie, Hypotonie (Abhilfe u. a. Socken und oder Wärmflasche) und Erkrankungen, die mit Schmerzen oder Juckreiz einhergehen, für einen nicht-erquicklichen Schlaf verantwortlich sein (Infokasten 3.1, siehe oben). Aber auch seelische Erkrankungen beispielsweise Depressionen, Schizophrenie, Manien, Suchterkrankungen, Neurosen, Ängste und Demenzen können behandlungsbedürftige Schlafstörungen auslösen (Tabelle 3.2, siehe oben).

Dyssomnien

Hierbei handelt es sich um eine Störung von Dauer, Qualität oder Zeitpunkt des Schlafs aufgrund emotionaler Ursachen. Zu den Dyssomnien zählen die Schlaflosigkeit beziehungsweise der Schlafmangel (Insomnie), ein übersteigertes Schlafbedürfnis (Hypersomnie) sowie Störungen des Schlaf-Wach-Rhythmus.

Ist die Dauer oder Qualität des Schlafs über einen längeren Zeitraum ungenügend (nach ICD-10 definitionsgemäß mindestens 3x in der Woche seit mindestens einem Monat), besteht Therapiebedarf (vergleiche Tabelle 3.1). Es lassen sich Einschlaf- und Durchschlafstörungen sowie morgendliches Früherwachen unterschieden. Auch der Übergang vom Schlaf zum Wachzustand kann stark verlängert sein. Insgesamt stellen Insomnien mit Abstand die größte Gruppe der Schlafstörungen dar.

Eine nicht-organisch bedingte Hypersomnie ist durch eine stark ausgeprägte Müdigkeit gekennzeichnet, die nicht mit einer unzureichenden Schlafdauer zu erklären ist. In der Folge kann es tagsüber zu Schlafanfällen kommen. Wird keine organische Ursache hierfür gefunden, lässt sich eine Hypersomnie meistens auf eine Depression zurückführen.

Nicht-organische Störung des Schlaf-Wach-Rhythmus

Hiervon Betroffene wachen zur üblichen Schlafenszeit auf und sind dafür tagsüber müde und leiden unter Schlafattacken (siehe demgegenüber auch Pickwick-Syndrom; siehe Glossar). Sofern sich keine organische Ursache dafür findet, besteht eine möglicherweise schwerwiegende psychiatrische Störung. Besonders betroffen sind hiervon aber auch Menschen in Schichtarbeit.

Parasomnien

Parasonmnien sind Schlafphänomene außerhalb eines „normalen" Schlafes. Die bedeutendsten davon sind Albträume, Schlafwandeln und Pavor nocturnus.

3.2 Kognitive Verhaltenstherapie (KVT)

Die Psychotherapie ist in vielen Fällen dazu geeignet, bei psychischen Störungen außerordentliche Verbesserungen der Gesundheit herbeizuführen. Von den verschiedenen Verfahren liegen mit Abstand die meisten Daten zur kognitiven Verhaltenstherapie (KVT) vor. Sie hat – ebenfalls mit Abstand – die besten Therapieerfolge vorzuweisen. Die Ergebnisse zu Psychoanalyse und tiefenpsychologischer Therapie sind demgegenüber weniger überzeugend. Die Berechtigung der Anerkennung der Psychoanalyse als wissenschaftlich fundiertes Verfahren leitet sich vor allen Dingen von den historischen Verdiensten Sigmund Freuds für die Psychotherapie ab. Neben Verhaltenstherapie und Psychoanalyse wird in Deutschland nur noch die tiefenpsychologische Therapie von den gesetzlichen Krankenkassen anerkannt und vergütet.

Eine Psychotherapie von Schlafstörungen sollte erst erfolgen, wenn die vorgenannten organischen Ursachen und seelischen Erkrankungen ausgeschlossen sind. Die Patienten müssen sich darauf einstellen, dass eine Psychotherapie zwar sehr gute Erfolge zeigt, die Wirkung jedoch erst nach einiger Zeit, möglicherweise erst nach mehreren Wochen eintritt.

Die KVT in ihrer heutigen Form setzt sich aus verschiedenen einzelnen Therapieverfahren zusammen die summarisch unter diesem Oberbegriff zusammengefasst werden. Das aktuelle „Verhaltenstherapie-Manual" listet 68 verschiedene Methoden und Einzelverfahren auf.

Die Kerndisziplinen der KVT lassen sich aus ihrem Namen ableiten, nämlich der Verhaltenstherapie (auch als behavoriale Therapie bezeichnet) und der Kognitiven Therapie. Die beiden Ansätze sind schließlich zu einer einzigen Methode verschmolzen und man spricht deshalb heute allgemein nur noch von Verhaltenstherapie.

Die „Operante Konditionierung" als Glied der KVT verfolgt das Ziel, eine Verstärkung durch Belohnung zu erzeugen, womit schließlich das erwünschte Verhalten erreicht werden soll. Ab dem Ende der 1950er Jahre wurde auch die klassische Konditionierung für die Behandlung von seelischen Krankheiten benutzt. Hierbei wurde anfänglich eine systematische Desensibilisierung für die Behandlung von Angststörungen benutzt. In den 1960er Jahren wurde die kognitive Therapie von Aaron T. Beck und Albert Ellis erarbeitet. Sie wiesen auf die Bedeutung von gedanklichen Prozessen bei vielen Störungen hin.

Der amerikanische Psychologe Albert Bandura belegte, dass Kinder durch Nachahmung neue Verhaltensweisen entwickeln. Er bezeichnete diese Form des Lernens als Modell-Lernen.

Frederick Kanfer schließlich entwickelte das sogenannte SORKC-Schema der Verhaltensanalyse, mit dessen Hilfe eine Störung auf der Symptomenebene untersucht wird.

SORKC steht hierbei für S (Stimulus, also der ausschlaggebende Reiz, der zu ermitteln ist), für O (die aufzudeckenden Organismusvariablen), für R (die Reaktion, also das zu analysierende Krankheitsverhalten), für K (die Kontingenz, d. h. die Beziehung zwischen Reaktion und darauffolgender Konsequenz (C), die vom Therapeuten zu beobachten ist).

Die Verhaltenstherapie verfolgt dabei die nachstehenden Ziele:

- Hilfe zur Selbsthilfe
- Reduzierung der Symptomatik
- Selbstregulation des Patienten
- Psychoedukation des Patienten
- Förderung des Verständnisses der Störung seitens des Patienten anhand von Modellen.

Dementsprechend sind verhaltenstherapeutische Interventionen auf bestimmte definierte Störungen zugeschnitten und setzen sich meist aus mehreren Bausteinen zusammen. Einige der häufig eingesetzten Basisinterventionen und störungsspezifischen Therapiekonzepte sind:

- Systematische Desensibilisierung
- Reizkonfrontation
- Training sozialer Kompetenz
- Biofeedback
- Problemlösetraining in acht vorgegebenen Schritten
- Prompting (unmittelbare Reaktion des Therapeuten auf das Patientenverhalten)
- Shaping und Gedankenstopp (schrittweise Verhaltensformung und abruptes Abbrechen negativer Gedanken des Patienten durch den Therapeuten)

3.2.1 Behandlung der Insomnie mittels Kognitiver Verhaltenstherapie (KVT-I)

Bei Erwachsenen besteht die Insomniebehandlung mittels KVT (abgekürzt: KVT-I) (vergleiche Infokasten 3.3) aus:

- Entspannungsmethoden,
- Psychoedukation,
- Methoden der Schlaf-Wach-Strukturierung wie Stimuluskontrolle (vergleiche Infokasten 3.4) und Schlaf- beziehungsweise Bettzeitrestriktion (vergleiche Infokasten 3.5)
- aus kognitiven Techniken zur Reduktion nächtlichen Grübelns und zur Veränderung dysfunktionaler Überzeugungen [26]).

Langzeitkatamnesen konnten eine bis zu dreijährige Effektivität dieser Therapie nachweisen [5]. Ein deutschsprachiger patientenorientierter Ratgeber wurde von Riemann [28] veröffentlicht.

INFOKASTEN 3.3

Störungsspezifische Psychotherapie der primären Insomie (KVT-I)

Entspannung I
- Körperliche Entspannung, Progressive Muskelrelaxation

Entspannung II
- Gedankliche Entspannung, Ruhebild, Phantasiereise, Achtsamkeit
- Regeln für einen gesunden Schlaf/Rhythmusstrukturierung
- Informationen zu Schlaf und Schlafstörungen, Schlafhygiene
- zu Schlaf-Wach-Rhythmus-Strukturierung
- zu Stimuluskontrolle, Schlafrestriktion

Kognitive Techniken I
- Erkennen kognitiver Teufelskreise und sich selbst erfüllender Prophezeiungen, Gedankenstuhl

Kognitive Techniken II
- Kognitives Umstrukturieren dysfunktionaler Gedankenkreisläufe

INFOKASTEN 3.4

Instruktionen zur Stimuluskontrolle
- Gehen Sie abends nur zu Bett, wenn Sie schläfrig sind.
- Benutzen Sie das Bett nur zum Schlafen oder für sexuelle Aktivitäten, aber nicht zum Lesen, Trinken, Rauchen, Fernsehen.
- Wenn Sie nach 15 Minuten noch wach sind, stehen Sie auf.
- Gehen Sie in ein anderes Zimmer und
- Gehen Sie erst wieder ins Bett, wenn Sie sich schläfrig fühlen.
- Wenn Sie dann immer noch nicht einschlafen können, wiederholen Sie die vorhergehende Prozedur.
- Stehen Sie jedoch am nächsten Morgen zur gleichen Zeit auf.
- Schlafen Sie nicht tagsüber.

Psychoedukation – Aufklärung über Schlaf und Schlafstörungen

Im Rahmen der Behandlung von Insomnien wird die Psychoedukation als bedeutsam angesehen. Hierbei ist es von Nutzen, das Zwei-Prozess-Modell der Schlafregulation zu erklären. Dieses Modell postuliert, dass das Schlaf-Wach-Verhalten sowohl von einem zirkadianen Prozess C als auch von einem homöostatischen Prozess S abhängig ist. Das Modell kann sehr gut dazu dienen, Erwachsenen, die unter Schlaflosigkeit leiden, zu vermitteln, dass nach schlechten Nächten auch wieder gute Nächte erwartet werden können beziehungsweise dürfen. Das Modell kann zudem sehr gut erklären, warum verschiedenen verhaltenstherapeutische Ansätze wie zum Beispiel eine Schlafrestriktion oder die Stimuluskontrolle effektiv sind.

Grundidee der Stimuluskontrolle ist, dass bei Patienten mit chronischer Insomnie oft bereits eine Kopplung zwischen der Schlafumgebung und ihrem Wachbleiben im Sinne einer klassischen Konditionierung entstanden ist. Ziel der Behandlung mittels Stimuluskontrolle ist es deshalb, diese Kopplung aufzuheben und die Schlafumgebung wieder mit Entspannung und Schlaf zu koppeln.

Die Regeln der Bettzeitrestriktion (englisch: „sleep restriction") sind in Infokasten 3.5 dargestellt. Grundidee der Bettzeitrestriktion ist es, durch eine Verkürzung der nächtlichen Bettzeit und einen Verzicht auf Tagschlaf den Schlafdruck zu erhöhen. Hierüber kann auch der Tiefschlafanteil erhöht und das Ein- und Durchschlafen verbessert werden.

INFOKASTEN 3.5

Instruktionen zur Bettzeitrestriktion

- Bestimmung der subjektiv erlebten Schlafzeit durch 14-tägiges Ausfüllen eines Schlaftagebuchs
- Setzen der Bettzeit auf die durchschnittliche Schlafzeit (Daten aus dem Schlaftagebuch), jedoch nie kürzer als fünf Stunden
- Evaluation dieser Maßnahme nach sieben Tagen: ist die Schlaf-Effizienz über 85 Prozent, kann um 30 Minuten ausgedehnt werden usw.

Neben dieser Information zum Thema Schlafregulation hat sich eine Vermittlung von schlafhygienischen Maßnahmen bewährt [14, 16]. Hierbei handelt es sich um schlaffördernde Verhaltensmaßnahmen, die insbesondere bei akuten Insomnien im Erwachsenenalter empfohlen werden können.

Kognitive Interventionen zielen in der Behandlung von Insomnien bei Erwachsenen insbesondere auf das Durchbrechen nächtlicher Grübelschleifen sowie die Veränderung maladaptiver Überzeugungen über den Schlaf ab. Zur Linderung nächtlichen Grübelns hat sich beispielsweise die Technik des „Gedankenstuhls" (der Patient verlässt hierzu ggf. das Bett und nimmt auf einem eher unbequemen Stuhl Platz) als hilfreich erwiesen. Hierbei sollen sich die Patienten – am besten schon einige Stunden vor dem Zubettgehen – circa 15 bis 20 Minuten Zeit nehmen, um gezielt über Themen nachzudenken, die typischerweise in Form von Grübeln beim Versuch (wieder) einzuschlafen auftreten. Es können auch Merksätze und Ideen zur Problemlösung notiert werden. Ziel ist es also, das Auftreten dieser ständig zirkulierenden Gedanken („Gedankenkarussel") später in der Einschlafsituation zu reduzieren. Dabei kann auch die Vorstellung helfen: die Sorgen werden in einen Koffer gepackt und dieser dann außerhalb des Schlafzimmers abgestellt.

Eine andere kognitive Intervention ist die Umstrukturierung dysfunktionaler Gedanken wie beispielsweise „Wenn ich nicht genug Schlaf bekomme, bin ich nicht leistungsfähig genug". Solche Gedanken können etwa im sokratischen Dialog oder im Rahmen von Verhaltensexperimenten gezielt hinterfragt und verändert werden.

Kritische Bewertung der KVT – auch im Vergleich

Die kognitive Verhaltenstherapie (KTV) ist auch bei Patienten effektiv, die außer unter Insomnie noch unter zusätzlichen anderen Krankheiten leiden. Einige dieser Begleitkrankheiten können also durch eine KVT simultan ebenfalls günstig beeinflusst werden. Metaanalysen offenbarten zudem, dass allein schon eine Bettzeitrestriktion (Verkürzung der Schlafzeit des Patienten) eine positive Wirkung erkennen ließ. Auch Insomnien Im Zusammenhang mit posttraumatischen Belastungsstörungen (PTBS), Krebserkrankungen und Schmerzen können effizient durch eine KVT gebessert werden. Fünf Metaanalysen fokussierten auf Selbsthilfeansätze. Dabei zeigte sich, dass eine Internetbasierte KVT, zum Beispiel die Programme SHUTi [9] oder SLEEPIO hohe Effektstärken besaßen. Diese waren allerdings geringer als die Ergebnisse von "Face-to-Face"-Therapien.

Die KVT wurde auch in die Richtung weiterentwickelt, dass nur eine bis drei Sitzungen davon durchgeführt wurden, was eine chronische Insomnie ebenfalls bereits deutlich besserte. Auch Kursen, die von Krankenpflegekräften vermittelt wurden, sowie einer stationären Kurzzeittherapie werden gute Ergebnisse bei schweren chronischen Insomnien bescheinigt.

Zahl- und umfangreiche Metaanalysen belegen zusammenfassend, dass die KVT bei Patienten mit chronischer Insomnie wegen ihrer mittleren bis großen Effektstärke als sehr wirksam anzusehen ist. Dies gilt sowohl für Einzel- als auch für Gruppentherapien und auch für die überzeugenden Langzeitdaten einer KVT.

Internetbasierte Kognitive Verhaltenstherapien bei Patienten mit gleichzeitiger subklinischer Depression neben einer ausgeprägten Insomnie zeigten ebenfalls günstige Therapieresultate. Die Behandlung insomnischer Symptome wirkt sogar präventiv hinsichtlich Entstehung einer Depression.

Ferner existieren zwei Metanalysen zum Vergleich der KVT mit einer Pharmakotherapie. Darin stellte sich heraus, dass die Effektstärken hier miteinander vergleichbar sind und sie im kurzfristigen Bereich als alternative therapeutische Optionen zu bewerten sind. Die KVT im Vergleich zu Hypnotika bringt also kurzfristig vergleichbare Effekte; allerdings fallen die Ergebnisse auf längere Sicht für eine KVT besser aus. Deshalb wird von den Autoren der Metaanalysen vorgeschlagen, die KVT als Therapiemethode der ersten Wahl für eine chronische Insomnie klinisch einzusetzen.

Eine Kombination von KVT mit Medikamenten erbrachte in zwei klinischen Studien synergistische Effekt, wobei die Medikation lediglich in Temazepam beziehungsweise in Zolpidem bestand. Die Untersucher folgern konsequenterweise, dass in der Akutbehandlung möglicherweise ein synergistischer Effekt von KVT und Pharmakotherapie besteht, in der Phase nach der Akutbehandlung jedoch eine alleinige KVT überlegen ist.

Risiken und Nebenwirkungen der Insomniebehandlung

Grundsätzlich ist vorab zu berücksichtigen, dass auch eine Nichtbehandlung von Schlafstörungen mit ernsthaften Risiken behaftet ist. Das Nebenwirkungspotential der KVT ist allerdings bisher noch wenig erforscht. Langjährige klinische Erfahrungen in der Behandlung Erwachsener zeigen jedoch, dass die Bettzeitrestriktion als ein Teilaspekt der KVT mit vorübergehend erhöhter Müdigkeit und stärkerer Schläfrigkeit sowie mit einer objektiv eingeschränkten Vigilanz behaftet ist. Deshalb ist die Schlafrestriktionstherapie nur dann uneingeschränkt zu empfehlen, wenn in der Anfangsphase keine potenziell unfallträchtigen Tätigkeiten wie beispielsweise Autofahren und Bedienen gefährlicher Maschinen ausgeübt werden. Ähnliche Effekte können auch bei der Stimuluskontrolle auftreten, da auch diesem Verfahren letztendlich ein teilweiser Schlafentzug zugrunde liegt.

Weitere Therapiemöglichkeiten

Zum Bereich dieser Therapien werden folgende Behandlungsverfahren gezählt: Entspannungsübungen (z. B. Autogenes Training nach Heinrich Schultz, progressive Muskelrelaxation nach Jakobson, konzentrative Bewegungstherapie), Achtsamkeit, Akupunktur, Aromatherapie, Homöopathie, Hypnotherapie, Lichttherapie, Massage, Meditation, Musiktherapie, Öl, Reflexzonenmassage, Yoga/Tai Chi/Chi Gong und andere.

Evidenzbewertung

Die Evidenz für die Wirksamkeit dieser sonstigen Therapien bei Insomnien ist gering, beziehungsweise aufgrund der zum Teil unzureichende Datenlage schwierig einzuschätzen. Hinsichtlich achtsamkeitsbasierter Verfahren („mindfulness") liegt eine Meta-Analyse vor, die Hinweise darauf gibt, dass möglicherweise mit diesen Verfahren positive Effekte auf subjektive Schlafparameter, aber nicht auf objektiv messbare Schlafparameter zu erzielen sind.

Es ergeben sich einige Hinweise für eine Wirksamkeit von Akupunktur, allerdings ist die Evidenzstärke nicht als gesichert zu bewerten.

Hinsichtlich der Aromatherapie liegt eine Meta-Analyse vor, die zwar eine hoch signifikante Schlafverbesserung berichtet, die allerdings ausschließlich auf in koreanischer Sprache publizierten Studien mit Stichproben aus Korea basiert, sodass eine Übertragbarkeit hinterfragt werden darf.

Hinsichtlich Bewegung („exercise") liegt eine Meta-Analyse aus den USA vor, die positive Effekte berichtet.

Für die Homöopathie ergeben sich in einem systematischen Review „Trends", jedoch keine signifikanten Schlafverbesserungen; die Studienqualität wird als mangelhaft bewertet.

Internet basierte Insomnietherapie [9, 14, 40]

Da es oft schwer ist, zeitnah psychotherapeutische Hilfe zu erhalten, rücken digitale Tools als mögliche Zukunft der Psychotherapie zunehmend in den Fokus. Selbst die Wartezeit auf eine Akuttherapie kann in Deutschland mehr als drei Wochen betragen, auf einen regulären Therapieplatz in Städten im Schnitt fünf Monate, auf dem Land sogar bis zu einem Jahr.

Die sogenannten „E-Mental-Health-Angebote" können Wartezeiten überbrücken und auch solchen Patienten helfen, die mit einer klassischen Face-to-face-Psychotherapie nur schwer zu erreichen sind. Auch für Menschen, die Angst vor einer Stigmatisierung dadurch haben, dass sie einem Psychotherapeuten aufsuchen und deshalb von einem Praxisbesuch Abstand halten, ist die Hürde, eine App zu installieren, möglicherweise niedriger. Außerdem kommt eine App auch solchen Personen zugute, die neben ihrer beruflichen Arbeit beispielsweise eine Familie zu organisieren haben und zahlreiche feste Termine wahrnehmen müssen. Jedoch werden Apps und sonstige digitale Angebote auch in Zukunft den Therapeuten aus Fleisch und Blut nicht ersetzen können. Seit Oktober 2020 gibt es Apps auf Rezept. Möglich macht dies das „Digitale Versorgungsgesetz", das der Bundestag im November 2019 angenommen hatte. Es soll das Gesundheitswesen modernisieren und dabei die Speicherung von Gesundheitsdaten in einer elektronischen Patientenakte ermöglichen. Auch Videosprechstunden anstelle von Besuchen in der Arztpraxis werden mit dieser Neuerung erleichtert. Krankenkassen übernehmen die Kosten für entsprechende Apps, sofern diese zuvor in einem offiziellen Verfahren geprüft wurden und dann von Ärzten verordnet werden können.

Nach einer Umfrage der Stiftung Gesundheit halten mehr als 70 Prozent der Befragten heute Gesundheits-Apps für sinnvoll. Ein Drittel der Ärzte hat entsprechend ihren Patienten schon einmal eine solche App empfohlen. Diese High-Tech-Helfer kosten die Krankenkassen etwa

500 Euro pro Patient. Es gibt sie zum Beispiel sowohl zur Behandlung als auch zur Prävention und Nachsorge bei psychischen Störungen. Derartige Apps sind teils als alleinige und somit eigenständige Intervention konzipiert, teils helfen sie eher, die Wartezeit bis zu einer Psychotherapie zu überbrücken.

Am häufigsten nutzen die Apps Elemente der „Kognitiven Verhaltenstherapie" (KVT), da diese Therapieform bereits gut etabliert, stark strukturiert und professionell standardisiert ist. Ferner beinhaltet sie als Online-Tool zusätzlich Bausteine wie die Aufklärung des Patienten über seine Erkrankung und deren Behandlungsoptionen. Die Online-KVT (Beispiele: „GETsleep, Somnio...) bietet zudem praktische Übungsempfehlungen an. Die Inhalte werden dabei entweder nur als Text präsentiert oder sind durch Graphiken, Animationen, Videos und Hörstücke ergänzt.

Belastbare Studien [40] zeigten, dass mit elektronisch gestützten Interventionen grundsätzlich Denken und Verhalten geändert werden kann, so dass damit psychische Leiden wie Depressionen, Ängste, Ess- und Schlafstörungen wirksam behandelt werden können. Eine 2018 publizierte Übersichtsarbeit konnte aufweisen, dass eine Internet- und Smartphone-basierte Psychotherapie definitiv nicht auf einen „digitalen Placebo Effekt" zurückzuführen ist. Während jedoch Apps bei Depressionen und Rauchen nur zu einem 20-prozentigen Erfolg führten, schnitten solche Apps bei Schlafstörungen mit mittleren bis guten Ergebnissen sogar am besten ab. Weitergehende Informationen hierzu erhalten Patienten bei ihrem Haus- oder Facharzt, ihrem Psychotherapeuten oder unter https://diga.bfarm.de/de.

3.3 Schlafstörungen im Kindes- und Jugendalter sowie deren Behandlung

Die folgenden Ausführungen fußen weitestgehend auf der Klassifizierung und den Empfehlungen der S1-Leitlinie Nr. 028-012 „Nichtorganische Schlafstörungen" auf dem aktualisierten Stand von Juli 2018 [43].

3.3.1 Nichtorganische Schlafstörungen (F51.0)

F51.0 ist der ICD-Code für Nichtorganische Insomnie [41]. Schlafstörungen beeinflussen die organische und psychische Gesundheit und können weitreichende negative Auswirkungen auf das familiäre, soziale und schulische beziehungsweise berufliche Umfeld haben. Schlafstörungen sind vielseitig und bergen gerade bei Kindern und Jugendlichen die Schwierigkeit in sich, dass sich Betroffene meist erst durch elterliche Besorgtheit einem Arzt, Psychotherapeuten oder Psychologen vorstellen. Nicht selten werden Eltern, Ärzte und Psychologen erst bei langanhaltenden und schwerwiegenden Verläufen auf Schlafstörungen aufmerksam, die häufig mit weiteren Begleiterkrankungen und sonstigen manifesten Störungen assoziiert sind. Schlafstörungen können erhebliche Folgeprobleme bedingen. Dies kann sich nicht nur in einer Veränderung des allgemeinen körperlichen Gesundheitszustandes, sondern auch beispielsweise durch eine veränderte emotionale Reagibilität, verminderte schulische und berufliche Leistungsfähigkeit oder allgemeine Konzentrationsprobleme bemerkbar machen. Schlafstörungen bei pubertierenden oder post-pubertären Jugendlichen können darüber hinaus als Folge des Ablösungsprozesses von elterlichen Normen fehlinterpretiert werden. In den letzten Jahren spielt auch die missbräuchliche Nutzung digitaler Medien eine erhebliche Rolle. Während die meisten Schlafstörungen erst im Erwachsenenalter diagnostiziert werden, manifestiert sich eine Reihe von Schlafstörungen auch schon während der Kindheit. Aufgrund der vielfältigen und weitreichenden Auswirkungen von Schlafstörungen gerade in dieser Lebensphase ist eine rechtzeitige Diagnose und Therapie der Symptomatik unerlässlich.

Die Leitlinie umfasst die schlafmedizinische Diagnostik anhand der aktuellen internationalen Klassifikation der Schlafstörungen nach der American Academy of Sleep Medicine (AASM) und der Internationalen Klassifikation von Schlafstörungen (ICSD-3, 2014) und entspricht dem Kodiersystem des international gültigen allgemeinen Diagnoseschlüssels ICD-10. In der ICD-10-CM (2017) (CM steht für Clinical Modification) werden nichtorganische Schlafstörungen mit dem Diagnoseschlüssel F51 kodiert. Hierunter fallen Insomnien, Hypersomnien und einige Parasomnien wie Somnambulismus, Pavor nocturnus und Albträume. Bei Säuglingen und sehr jungen Kleinkindern sind Schlafstörungen häufig mit ungünstigem elterlichen Erziehungsverhalten und anderen Störungen des zirkadianen Rhythmus, wie zum Beispiel Fütterstörungen, verbunden. Diesen „Psychischen Störungen im Säuglings-, Kleinkind- und Vorschulalter" ist eine eigene Leitlinie gewidmet (Registriernummer 028-041).

3.3.2 Klassifikation

Definitionen

Bei Insomnie und Hypersomnien handelt es sich um psychisch bedingte Zustandsbilder mit einer Störung von Dauer, Qualität oder Zeitpunkt des Schlafes. Sie verursacht einen deutlichen Leidensdruck oder wirkt sich störend auf die soziale Funktionalität und schulisch-berufliche Leistungsfähigkeit aus. Das Häufigkeitsmaximum der Insomnien liegt im Kindesalter, das der Hypersomnien in der Adoleszenz.

Unter Parasomnien werden abnorme Episoden von Verhaltensmustern oder physiologischen Ereignissen verstanden, die während des Schlafs oder des Schlaf-Wach-Übergangs auftreten. Dazu werden unter anderem Somnambulismus (Schlafwandeln), der Pavor nocturnus und Albtraum gezählt. Das Häufigkeitsmaximum vieler Parasomnien liegt in der Kindheit; nach der Pubertät treten diese seltener auf.

Leitsymptome

- Nichtorganische Insomnie (F51.0)
- Akute Insomnie (Kurzzeit-Insomnie): Ungenügende Dauer und/oder Qualität des Schlafs für einen Zeitraum von mindestens 4 Wochen
- Chronische Insomnie: Ungenügende Dauer und/oder Qualität des Schlafs für einen Zeitraum von mehr als 3 Monate
- Nichtorganische Hypersomnie (F51.1)
- Übermäßige Schlafneigung, z. T. Schlafanfälle tagsüber, trotz adäquater Schlafdauer
- Somnambulismus (F51.3)
- Umhergehen während des Tiefschlafs, wenig Reagibilität auf Außenreize, erschwerte Erweckbarkeit, Amnesie nach dem Aufwachen, Beträchtliches Verletzungsrisiko, Trigge-

rung durch z. B. fiebrige Erkrankungen, psychischen Stress, Lärm, Schlafmangel, Auftreten meist im ersten Drittel des Nachtschlafs

- Pavor nocturnus (F51.4)
- Plötzliches Erwachen mit Panikschrei und Zeichen vegetativer Erregung und intensiver Angst, Desorientiertheit, erschwerte Erweckbarkeit, Amnesie für die Episode oder allenfalls fragmentarische Erinnerungen, Auftreten meist im ersten Drittel des Nachtschlafs
- Albträume (F51.5)
- Aufwachen mit lebhafter und detaillierter Erinnerung an intensive Angstträume meist in der zweiten Nachthälfte, häufige Wiederholungen gleicher oder ähnlicher Träume, nach dem Aufwachen rasche Orientierung, gehäuft auch komorbid (z. B. bei Depressionen, Angststörungen) oder im Rahmen anderer psychischer Störungen (z. B. posttraumatische Belastungsstörung (PTBS))

Anmerkung: In der früheren Version dieser Leitlinie wurde noch die „Störung des Schlaf-Wach-Rhythmus (F51.2)" als nichtorganische Schlafstörung berücksichtigt. Gemäß der ICD-10-CM wird die Störung des Schlaf-Wach-Rhythmus jedoch unter G47.2 aufgeführt. Da sich diese überarbeitete Leitlinie an der ICD-10-CM orientiert, wurde die Störung des Schlaf-Wach-Rhythmus dementsprechend hier gestrichen. Dies bedeutet jedoch nicht, dass diese auch in zukünftigen Versionen der Leitlinie „nicht-organische Schlafstörungen" ausgeschlossen bleiben muss.

3.3.3 Interventionsmöglichkeiten

Nichtorganische Hypersomnie

Diese ist gekennzeichnet durch ausreichenden Nachtschlaf und gegebenenfalls kurze Tagschlafphasen.

- Sozialpsychiatrische Therapie: (bei sozialen Problemen infolge der Störung) Vermeidung von Schlafentzug, sedierenden Pharmaka, Alkohol und Nikotin
- Medikamentöse Behandlung: Für Stimulanzien (z. B. Methylphenidat, d-Amphetamin oder Modafinil) liegen Ergebnisse klinischer Fallstudien nur für Erwachsene vor, die eine wirksame Verringerung der Tagesmüdigkeit belegen konnten. Die Nachweise für das Kindes- und Jugendalter stehen noch aus.

Pavor nocturnus/Somnambulismus

- Sicherung der Schlafumgebung, Einhalten der Schlafhygiene und -empfehlungen bezüglich Lärm, Kälte, ...; da Pavor nocturnus und Somnambulismus an den Tiefschlaf gebunden sind, führt ein Tiefschlaf-Rebound (z. B. durch Schlafentzug) zu einer erhöhten Auftretenswahrscheinlichkeit. Ggf. können kurze Schlafphasen tagsüber dabei helfen, den Schlafdruck und Tiefschlafphasen zu reduzieren.
- Ggf. können bei regelmäßigem und uhrzeitgebundenem Episodenbeginn leichte Aufwachreaktion evoziert werden, 15 bis 30 Minuten bevor eine Episode erwartet wird (S1-Leitlinie 028-012 „Nichtorganische Schlafstörungen" aktueller Stand: 07/2018).
- Bei starker Belastung/Stress kann ggf. ein Entspannungsverfahren eingesetzt werden. Hier eignet sich beispielsweise eine altersgerechte Progressive Muskelrelaxation, ggf.

auch kindgerechtes Autogenes Training. Der Bezug zum täglichen Stresserleben sollte beleuchtet werden und stressige Tagesereignisse ggf. verändert werden (z. B. zu viele Termine pro Woche/Tag). Sehr selten, bei starker Eigen- oder Fremdgefährdung, kann der Versuch einer Pharmakotherapie mit einem Serotoninwiederaufnahmehemmer erwogen werden. Imipramin oder Benzodiazepine (Clonazepam) werden ebenfalls als wirksam beschrieben, sollten aber aufgrund der unerwünschten Wirkungen möglichst nicht eingesetzt werden. Der angenommene Wirkmechanismus besteht bei allen Substanzen in einer Symptomverminderung durch eine Veränderung der Erregungsschwelle.

3.4 Leitlinien-basierte Therapie von Schlafstörungen

Es existieren einige, teilweise hochkarätige Therapie-Leitlinien, die Ärzte effektiv dabei unterstützen, für ihre Patienten die bestgeeignete Behandlung auszuwählen. Denn Schlafanomalien haben vielfältige Ursachen, treten variantenreich in Erscheinung und führen zu unterschiedlichen nachteiligen Folgen für das individuelle Wohlbefinden Dieses können Schlafprobleme Tag für Tag ganz empfindlich beeinträchtigen. Beispielsweise entwickeln sich daraus nicht zu selten belastende Depressionen. Umso hilfreicher ist es auch für jede Apothekerin und jeden Apotheker, bei denen Patienten Rat und wirksame Abhilfe suchen, wenn sie wissen, in welchen Leitlinien das derzeit verfügbare möglichst objektive Expertenwissen unter speziellen Schwerpunkten zusammengetragen ist.

An vorderster Stelle sind hier zwei S3-Leitlinien zu nennen, nämlich die S3-Leitlinie „Nicht erholsamer Schlaf/Schlafstörungen“, Kapitel „Insomnie bei Erwachsenen“, Update 2016, AWMF-Register Nr. 063/003 sowie die S3-Leitlinie „Nicht-erholsamer Schlaf/Schlafstörungen/Schlafapnoe“, die ebenfalls von der Deutschen Gesellschaft für Schlafforschung und Schlafmedizin (DGSM) herausgegeben wird. Sie widmet sich separat den schlafbezogenen Atemstörungen, vor allem der Schlafapnoe, die die Schlafqualität hochsignifikant mindert [43].

Es existieren weitere spezialisierte Therapie-Leitlinien, die sich mit unterschiedlich verursachten Schlafstörungen beschäftigen. Nur eine kleinere Auswahl davon ist nachstehend angeführt. Schon allein etwas genauer auf jede einzelne hiervon einzugehen würde den Umfang des vorliegenden Buches sprengen.

Insomnie bei neurologischen Erkrankungen
Registrierungsnummer: 030-045, Entwicklungsstufe: S2k
Federführende Fachgesellschaft(en): Deutsche Gesellschaft für Neurologie e. V. (DGN)

Nichtorganische Schlafstörungen (F51)
Registrierungsnummer: 028-012, Entwicklungsstufe: S1
Federführende Fachgesellschaft(en): Deutsche Gesellschaft für Kinder- und Jugendpsychiatrie, Psychosomatik und Psychotherapie e. V. (DGKJP)

Diagnostik und Therapie des Schnarchens des Erwachsenen
Registrierungsnummer: 017-068, Entwicklungsstufe: S3
Federführende Fachgesellschaft(en): Deutsche Gesellschaft für Hals-Nasen-Ohren-Heilkunde, Kopf- und Hals-Chirurgie e. V. (DGHNO-KHC)

Müdigkeit
Registrierungsnummer: 053-002, Entwicklungsstufe: S3
Federführende Fachgesellschaft(en): Deutsche Gesellschaft für Allgemeinmedizin und Familienmedizin e. V. (DEGAM)

Narkolepsie
Angemeldetes Leitlinienvorhaben.
Registrierungsnummer: 030-056, Entwicklungsstufe: S2k

Beispielsweise befasst sich die S2k-Leitlinie „Insomnie bei neurologischen Erkrankungen" mit den folgenden häufigeren Ursachen für einen gestörten Schlaf:

- Kopfschmerz
- Neurodegenerative Bewegungsstörungen
- Multiple Sklerose
- Trauma-bedingte Hirnschäden
- Neuromuskuläre Erkrankungen
- Epilepsie
- Schlaganfall
- Demenz und Prionenerkrankungen

Da die Leitlinie „Nichtorganische Schlafstörungen" schwerpunktmäßig Schlafprobleme von Kindern und Jugendlichen zum Thema hat, für die in Apotheken und Arztpraxen nicht selten Beratungsbedarf besteht, wurde das Wichtigste daraus nachfolgend in dieses Buch übernommen.

INFOKASTEN 3.6

Leitlinien
Leitlinien sind systematisch entwickelte Aussagen, die den gegenwärtigen medizinischen Erkenntnisstand wiedergeben, um die Entscheidungsfindung von Ärzt*innen sowie von Angehörigen weiterer Gesundheitsberufe und auch von Patient*innen/Bürger*innen für eine angemessene Versorgung bei spezifischen Gesundheitsproblemen zu unterstützen. Sie basieren auf einer systematischen Sichtung und Bewertung der Evidenz und einer Abwägung von Nutzen und Schaden alternativer diagnostischer und therapeutischer Vorgehensweisen.

Leitlinien werden üblicherweise in vier Entwicklungsstufen von S1 bis S3 entwickelt und klassifiziert, wobei S3 die höchste Qualitätsstufe der Entwicklungsmethodik ist.
- S1: Diese Leitlinien wurden von einer Expertengruppe im informellen Konsens erarbeitet
- S2k: Eine formale „Konsens"-Findung hat stattgefunden
- S2e: Eine formale „Evidenz"-Recherche hat stattgefunden
- S3: Diese Leitlinien enthalten alle Elemente einer systematischen Entwicklung (inklusive einer Logik-, Entscheidungs- und Outcome"-Analyse)

4 Medikamentöse Therapie, Beratung in der Apotheke

Das nachfolgende Kapitel stellt Arzneimittel und Nahrungsergänzungsmittel mit schlaffördernder Wirkung vor. Es soll Beratungshilfen für die täglich Praxis bieten und Fakten zu den vorgestellten Substanzen in Kurzform liefern. Genannt werden – soweit möglich – der Wirkmechanismus, die Pharmakokinetik, Kontraindikationen, (unerwünschte Arzneimittelwirkungen) UAW, Wechselwirkungen, Maßnahmen bei Überdosierung sowie eine abschließende Beurteilung.

Die Ausführungen soll keinen Lehrbuchcharakter haben, daher werden beispielsweise UAW und Wechselwirkungen nicht umfassend genannt, sondern nur die besonders häufigen oder schwerwiegenden. Substanzspezifische Unterschiede innerhalb einer Wirkstoffgruppe müssen daher Beachtung finden.

Bei Abweichungen von Angaben des Herstellers gelten grundsätzlich Angaben des Pharmazeutischen Unternehmens.

4.1 Z-Substanzen

Zu den Z-Substanzen zählen unter anderem die Wirkstoffe Zolpidem, Zopiclon (Abbildung 4.1) und Zaleplon. Der Anfangsbuchstabe Z dieser Arzneistoffe führte zur Namensgebung für eine ganze Wirkstoffklasse von Schlafmitteln.

Z-Substanzen sind verschreibungspflichtig. Für Ärzte gelten folgende Regeln

- Klare Indikationsstellung
- Korrekte Dosierung, Verschreibung kleinster Packungsgrößen, indikationsadäquate Dosierung
- Kurze Therapiedauer, kurzfristige Wiedereinbestellungen vereinbaren
- Kein abruptes Absetzen
- Vorsicht bei Abhängigkeiten in der Anamnese

4.1.1 Häufig gestellte Fragen

Wie lange können Z-Substanzen eingenommen werden?

- Z-Substanzen sind nur die kurzfristige Einnahme vorgesehen. Bei längerfristigem Gebrauch über Wochen kann sich eine Toleranzentwicklung bei steigender Dosierung und eine Abhängigkeit entwickeln.
- Patienten sollten dahingehend beraten werden, die kleinste wirksame Dosis über einen kurzen Zeitraum einzunehmen. Eine Einnahmedauer von mehr als zwei Wochen bedarf einer zwingenden Indikation nach ärztlicher Beratung.
- Nach längerer Anwendung sollten Z-Substanzen nicht abrupt, sondern in ausschleichender Dosierung abgesetzt werden. Hierbei sind die Teilbarkeit und das Angebot unterschiedlicher Stärken hilfreich.

Was sind die häufigsten Anzeichen einer UAW?
Besonders ältere Patienten haben kognitive und Gleichgewichtsstörungen und somit eine erhöhte Sturzneigung. Die Ursache liegt oft in einer Wirkstoffakkumulation als Folge einer altersbedingten Verlangsamung der Metabolisierung.

Was sind Indikatoren für eine Abhängigkeit und UAW?
- Die gute Wirksamkeit der Substanzen führt vielfach zu einer Einnahme über die empfohlene Therapiedauer hinaus insbesondere bei Risikopatienten (Frauen, ältere Patienten sowie Patienten mit psychiatrischen Vorerkrankungen) und zu einer schleichenden Abhängigkeit. Es besteht die Gefahr einer Toleranzentwicklung, die nur durch eine Steigerung der Dosis ausgeglichen werden kann. Diese Hochdosisabhängigkeit kommt seltener vor. Betroffen sind vor allem Patienten mit psychiatrischen Komorbiditäten oder bei Drogenabhängigen. Bei älteren Patienten besteht häufig eine low dose Abhängigkeit.
- Typische UAW sind kognitive Defizite, Depressionen und wegen der muskelrelaxierenden Wirkung eine erhöhte Gangunsicherheit und Sturzneigung. Diese UAW bessern sich nach dem Absetzen oftmals sehr langsam.
- Beim Absetzen nach einer längeren Therapiedauer kommt es zu den Entzugserscheinungen. Ein Rebound-Effekt mit Schlaflosigkeit, Angst, muskulären Problemen, Verstimmungen beziehungsweise Stimmungsschwankungen, Zittern, Übelkeit, Schwitzen, Seh- und Geschmacksstörungen und in schweren Fällen Verwirrtheit, Halluzinationen und Psychosen sind möglich. Allerdings hat diese Abhängigkeit nach dem Absetzen im Vergleich mit anderen Suchtmitteln eine günstige Prognose.

Sicherheitshinweise
Die Fahrtüchtigkeit ist beeinträchtigt. Nach der Einnahme sollte auf eine ausreichende Schlafdauer geachtet werden. Insbesondere bei Substanzen mit langen Halbwertszeiten der Muttersubstanz oder der wirksamen Metabolite besteht die Gefahr eines Hangovers.

Einnahmehinweise
Z-Substanzen werden etwa eine halbe Stunde vor dem Schlafengehen eingenommen.

Sonstiges
- Z-Substanzen sollten keinesfalls an Dritte weitergegeben werden.
- Keine Daten für Schwangere/Stillende, daher nicht empfohlen.
- Korrekt eingesetzt haben Z-Substanzen ein breites therapeutisches Fenster, wenn nicht weitere zentral dämpfende Substanzen konsumiert werden. In suizidaler Absicht eingenommene Dosen sind in der Regel nicht tödlich.
- Die FDA warnt vor seltenen, aber schwerwiegenden und tödlichen Folgen des Schlafwandelns nach Einnahme von Z-Substanzen. Es besteht eine Kontraindikation in den USA für Patienten mit Schlafwandel in der Anamnese [11].

4.1.2 Die Fakten

Zolpidem

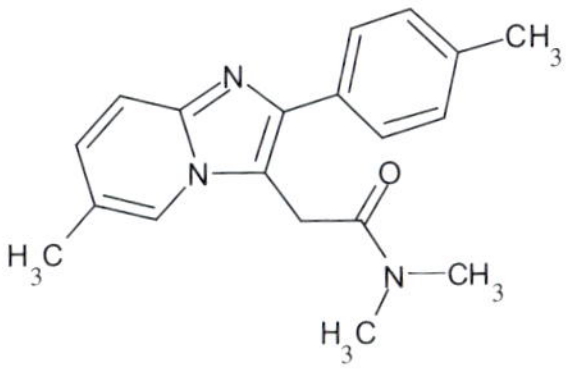

Zopiclon Razemat
Eszopiclon S-Enatiomer

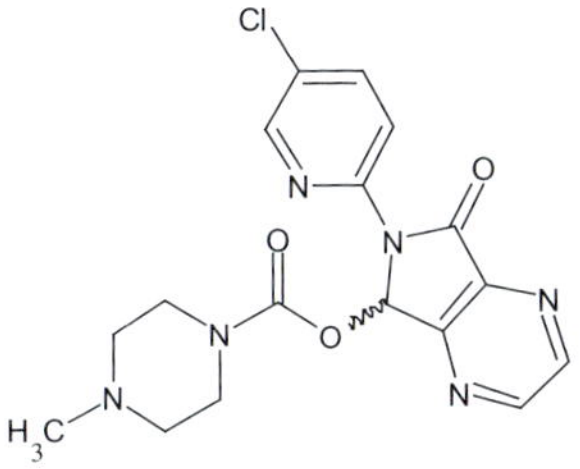

Stereoisomere:(R)-Form und (S)-Form

Abbildung 4.1: Strukturformeln von Zolpidem und Zoplicon. Formeln © ABDATA Pharma-Daten-Service

Z-Substanzen sind allosterische Modulatoren an den zentralen omega1-Untereinheiten der GABA-Rezeptoren, wodurch die inhibitorische Wirkung von GABA im ZNS verstärkt wird. Der GABA-Rezeptor ist ein Transmembran-Protein der Zellmembran und besteht aus fünf Protein-Untereinheiten (Abbildung 4.2).

Z-Substanzen verstärken die Affinität des natürlichen Liganden Gamma-Aminobutyrat (GABA). Die Aktivierung der Rezeptoren führt zum Öffnen von Chlorid-Kanälen und dadurch zu einem verstärkten Einstrom von Chlorid-Ionen. Daraus resultiert eine Hyperpolarisation der Zelle mit einem negativen Membranpotenzial und einer erschwerten Weiterleitung elektrischer Signale.

Z-Substanzen haben wie Benzodiazepine eine sedierende, anxiolytische, muskelrelaxierende und antikonvulsive Wirkung. Allerdings zeigen Z-Substanzen eine geringere Aktivität zu den im Rückenmarkt liegenden Rezeptoren. Dadurch ist muskelrelaxierende und antikonvulsive Wirkung weniger stark ausgeprägt als bei den Benzodiazepinen. Z-Substanzen sind durch Flumazenil antagonisierbar.

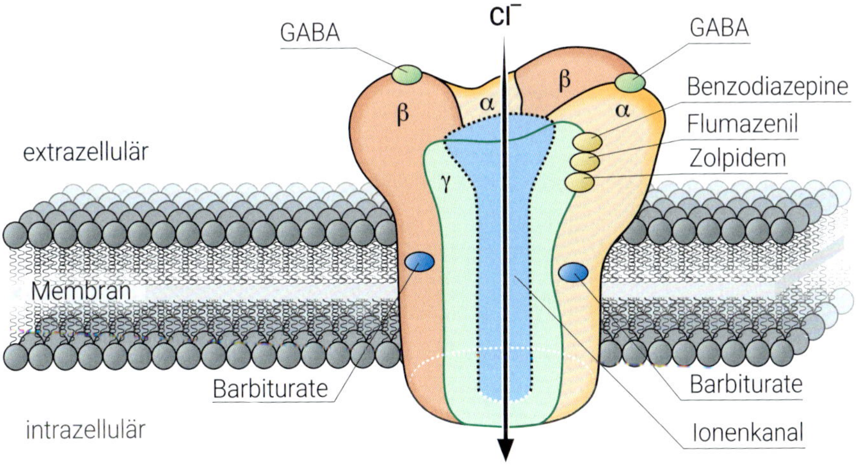

Abbildung 4.2: Der GABA-Rezeptor

Indikation/Kontraindikation

Z-Substanzen werden zur kurzfristigen Behandlung von Ein- und Durchschlafstörungen bei Erwachsenen eingesetzt. Kontraindikation sind bekannte Unverträglichkeiten, schwere Leber- oder Ateminsuffizienz, Schlaf-Apnoe, Myasthenia gravis, Schwangerschaft, Stillzeit.

Besondere Hinweise

Toleranzentwicklung, Abhängigkeit, Rebound-Effekt, erhöhte Sturzneigung insbesondere bei älteren Patienten möglich. Fahrtüchtigkeit beeinträchtigt.

Häufige UAW

Amnesie, Unruhe, Agitiertheit, Reizbarkeit, Aggressivität, Wahnvorstellungen, Wutanfälle, Albträume, Halluzinationen, Psychosen, Depressionen, Schlafwandeln, Schlaflosigkeit, Ataxie, Schwindel, gastrointestinale Störungen, Rückenschmerzen, Sehstörungen, Geschmacksstörungen bei Zopiclon. Infektionen des oberen und unteren Respirationstrakts.

Wichtige Wechselwirkungen

- Zentral wirksame Wirkstoffe: Opioide, Sedativa, Hypnotika, Analgetika, Narkotika, Anästhetika, Neuroleptika, Antiepileptika, Anxiolytika, sedativ wirksame Antihistaminika, Antidepressiva, Lithium-Präparate → gegenseitige Verstärkung der zentraldämpfenden Wirkung
- Muskelrelaxanzien → relaxierende Wirkung wird verstärkt
- CYP3A4-Inhibitoren/Induktoren → Erhöhung/ Erniedrigung der Plasmaspiegel
- Alkohol → Verstärkung der Wirkung

Tabelle 4.1: Pharmakokinetik in Deutschland verfügbarer Z-Substanzen (Zaleplon a.H.) [1–7, 9]

	Zolpidem	Zopiclon	Eszopiclon
HWZ	2,5-3 h	5-6 h	6 h
Bioverfügbarkeit	65-70 %	75-80 %	k. A. vermutlich wie razemische Form
First pass Effekt	35 %	k. A. vermutlich vorhanden	k. A.
Elimination	renal 56 % fäkal 37 %	renal 80 % fäkal 16 %	k. A. vermutlich wie razemische Form
Metabolisierung	CYP3A4, CYP1A2, CYP2C9	CYP3A4, CYP2C8	CYP3A4, CYP2E1
Metabolite	3 inaktive Metabolite	aktiv Zopiclon-N-oxid inaktiv N-Desmethyl-Zopiclon	Inaktiv (S)-Zopiclon-N-Oxid Gering aktiv (S)-N-Desmethylzopiclon.
t_{cmax}	2 h (0,3-3 h)	1,5-2 h	1 h
Wirkdauer	bis 6 h	k. A.	6 h
Eiweißbindung	92 %	45 %	52 bis 59 %
Übliche Dosierung	5-10 mg	3,75-7,5 mg	1 (bis 3 mg)

Maßnahmen bei Überdosierung

- Symptome der Intoxikation sind die verschiedenen Grade der Bewusstseinsstörungen, wobei die Erweckbarkeit lange erhalten bleibt. Kurz nach Einnahme Magenspülung oder Aktivkohle, ansonsten symptomatische Therapie zur Erhaltung von Atem- und Kreislauffunktionen.
- Dialyseverfahren sind nicht sinnvoll.
- Eine Antidottherapie kann mit intravenösem Flumazenil durchgeführt werden.

4.1.3 Beurteilung

Im Vergleich zu den Benzodiazepinen habe Z-Substanzen einen geringeren Einfluss auf die Schlafphasen, insbesondere die REM-Schlafphasen scheinen weniger beeinträchtigt zu werden [2, 3].

In einer älteren Untersuchung wurde das Missbrauchspotenzial der Z-Substanzen als geringer eingestuft als das der Benzodiazepine [8]. Zudem sind Z-Substanzen aufgrund ihrer relativ kurzen Halbwertszeit einigen Benzodiazepinen hinsichtlich des Hang-over Effektes, der Fahrtüchtigkeit, und Arbeitsfähigkeit sowie des psychosozialen Leistungsvermögens überlegen [1, 2].

4.2 Benzodiazepine

Benzodiazepine sind verschreibungspflichtig. Für Ärzte gelten folgende Regeln:

- Klare Indikationsstellung
- Korrekte Dosierung, Verschreibung kleinster Packungsgrößen, indikationsadäquate Dosierung
- Kurze Therapiedauer, kurzfristige Wiedereinbestellungen vereinbaren
- Kein abruptes Absetzen.
- Bei Abhängigkeitsanamnese besondere Vorsicht

Von den Benzodiazepinen haben Brotizolam, Flunitrazepam, Flurazepam, Lormetazepam, Nitrazepam, Tetrazepam und Triazolam die Zulassung für die Kurzzeitbehandlung von isolierten Schlafstörungen. Gelegentlich werden laut den Fachgesellschaften auch Clonazepam und Diazepam eingesetzt, obwohl sie für diese Indikation keine Zulassung haben [2].

Geeignet scheinen allerdings Benzodiazepine mit einer kürzeren Halbwertszeit zu sein, wie Triazolam, Lormetazepam und Temazapem. Kritisch zu betrachten sind Substanzen und Metabolite, die nur sehr langsam eliminiert werden, da hier die Gefahr einer Kumulation und eines Hang overs besonders ausgeprägt ist (vergleiche Tabelle 4.2). Flunitrazepam unterliegt wegen des hohen Abhängigkeitspotenzials der Betäubungsmittelverordnung.

4.2.1 Häufig gestellte Fragen

Wie lange können Benzodiazepine eingenommen werden?

- Benzodiazepine sind nur die kurzfristige Einnahme vorgesehen. Bei längerfristigem Gebrauch über Wochen kann sich eine Toleranzentwicklung bei steigender Dosierung und eine Abhängigkeit entwickeln.
- Patienten sollten dahingehend beraten werden, die kleinste wirksame Dosis über einen kurzen Zeitraum einzunehmen. Eine Einnahmedauer von mehr als zwei Wochen bedarf einer zwingenden Indikation nach ärztlicher Beratung.
- Nach längerer Anwendung sollten Benzodiazepine nicht abrupt, sondern in ausschleichender Dosierung abgesetzt werden. Hierbei sind die Teilbarkeit (außer Temazepam Weichkapseln) und das Angebot unterschiedlicher Stärken hilfreich.

Was sind die häufigsten Anzeichen einer UAW?

Besonders ältere Patienten haben kognitive und Gleichgewichtsstörungen und somit eine erhöhte Sturzneigung. Paradoxe Reaktionen sind möglich.

Was sind Indikatoren für eine Abhängigkeit und UAW?

- Die gute Wirksamkeit der Substanzen führt vielfach zu einer Einnahme über die empfohlene Therapiedauer hinaus insbesondere bei Risikopatienten und zu einer schleichenden Abhängigkeit. Es besteht die Gefahr einer Toleranzentwicklung, die nur durch eine Steigerung der Dosis ausgeglichen werden kann. Das Risiko einer Abhängigkeitsentwicklung steigt mit der Höhe der Dosis und der Dauer der Anwendung.
- Typische UAW sind kognitive Defizite, Depressionen und wegen der muskelrelaxierenden Wirkung eine erhöhte Gangunsicherheit und Sturzneigung. Diese UAW bessern sich nach dem Absetzen oftmals sehr langsam.
- Beim Absetzen nach einer längeren Therapiedauer kommt es zu den Entzugserscheinungen. Ein Rebound-Effekt mit Schlaflosigkeit, Angst, muskulären Problemen, Verstimmungen beziehungsweise Stimmungsschwankungen, Zittern, Übelkeit, Schwitzen, Seh- und Geschmacksstörungen und in schweren Fällen Verwirrtheit, Halluzinationen und Psychosen sind möglich.

Sicherheitshinweise

Die Fahrtüchtigkeit ist beeinträchtigt. Nach der Einnahme sollte auf eine ausreichende Schlafdauer geachtet werden. Insbesondere bei Substanzen mit langen Halbwertszeiten der Muttersubstanz oder der wirksamen Metabolite besteht die Gefahr eines Hangovers.

Einnahmehinweise

Benzodiazepine werden etwa eine halbe Stunde vor dem Schlafengehen eingenommen.

Sonstiges

- Benzodiazepine sollten keinesfalls an Dritte weitergegeben werden.
- Keine Daten für Schwangere/Stillende, daher nicht empfohlen.

- Korrekt eingesetzt haben Benzodiazepine ein breites therapeutisches Fenster, wenn nicht weitere zentral dämpfende Substanzen konsumiert werden. In suizidaler Absicht eingenommene Dosen sind in der Regel nicht tödlich.

4.2.2 Die Fakten

Die zur Behandlung von isolierten Schlafstörungen eingesetzten Substanzen haben unterschiedliche Grundgerüste (Abbildung 4.3):

- 1,4-Benzodiazepine: Flunitrazepam, Flurazepam, Lorazepam, Nitrazepam, Temazepam
- 1,4-Triazolo-Benzodiazepine: Triazolam
- 1,4-Thieno-Triazolo-Benzodiazepine: Brotizolam

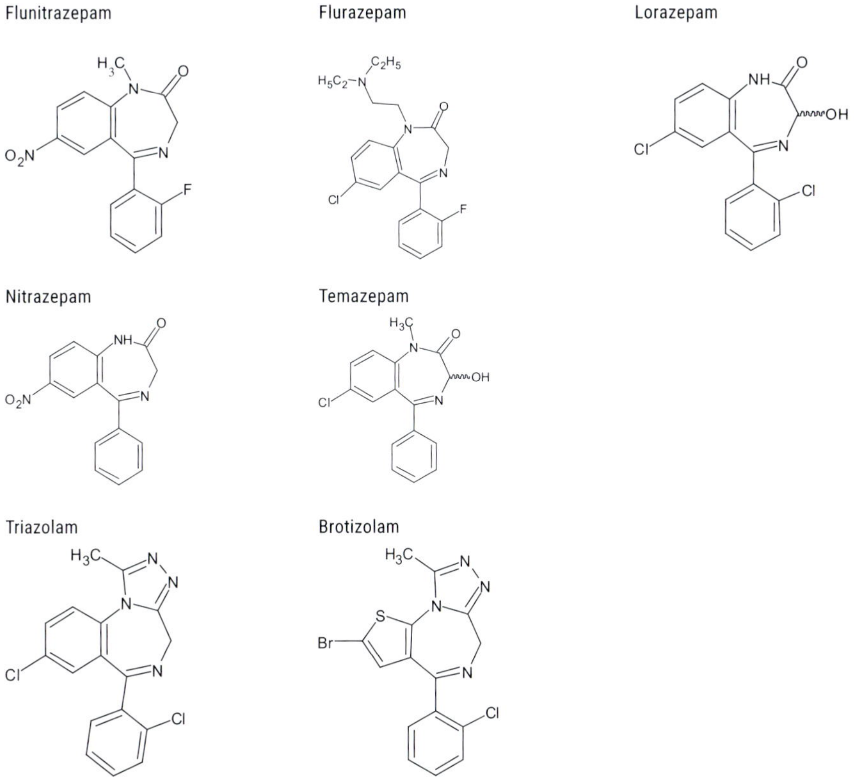

Abbildung 4.3: Strukturformel von Benzodiazepinen. Formeln © ABDATA Pharma-Daten-Service

Benzodiazepine sind allosterische Modulatoren an den zentralen Untereinheiten der GABA-Rezeptoren, wodurch die inhibitorische Wirkung von GABA im ZNS verstärkt wird. Der GABA-Rezeptor ist ein Transmembran-Protein der Zellmembran und besteht aus fünf Protein-Untereinheiten. Benzodiazepine verstärken die Affinität des natürlichen Liganden Gamma-Aminobutyrat (GABA). Die Aktivierung der Rezeptoren führt zum Öffnen von Chlorid-Kanälen und dadurch zu einem verstärkten Einstrom von Chlorid-Ionen (siehe Abbildung 4.1, Z-Substanzen) Daraus resultiert eine Hyperpolarisation der Zelle mit einem negativen Membranpotenzial und einer erschwerten Weiterleitung elektrischer Signale. Benzodiazepine haben eine sedierende, anxiolytische, muskelrelaxierende und anticonvulsive Wirkung. Benzodiazepine sind durch Flumazenil antagonisierbar.

Tabelle 4.2: Pharmakokinetik oraler Benzodiazepine

	Triazolam	Brotizolam	Lormetazepam	Temazepam	Flunitrazepam	Flurazepam	Nitrazepam
HWZ	1,4-4,6 h	3-8 h	8-15 h	8-20 h	16-35 h	16-100 h Metabolite	25-35 h
Bioverfügbarkeit	45 %	70 %	80 %	>90 %	80-90 %		54-98 %
Elimination	80 % renal 9 % fäkal	66 % renal 33 % fäkal	renal	80 % renal 12 % fäkal	renal	renal	renal
Hepatische Metabolisierung CYP3A	extensiv	extensiv	extensiv	extensiv	extensiv	extensiv	extensiv
Metabolite	inaktiv	aktiv klinisch irrelevant	inaktiv	inaktiv aktiver Metabolit Oxazepam in sehr geringer Konzetration	aktiv klinisch irrelevant	aktiv	aktiv klinisch irrelevant
t_{cmax}	0,65-2,3 h	k. A.	1,5 h	1,5 h	k. A.	0,5-1 h	20-50 min
Eiweißbindung	75-90 %	89-95 %	80 %	96 %	77-80 %	97 %	85-88 %
Übliche Dosierung	0,125-0,25 mg	0,125-0,25 mg	0,5-1 mg	10-20 mg	0,5-1 mg	15-30 mg	5-10 mg

Indikation/Kontraindikation

Benzodiazepine werden zur kurzfristigen Behandlung von Ein- und Durchschlafstörungen bei Erwachsenen eingesetzt. Kontraindikation sind bekannte Unverträglichkeiten (Unterschiede beachten), Abhängigkeitsanamnese (cave Drogenabbhängigkeit), akute Vergiftung mit zentral dämpfenden Substanzen, Myasthenia gravis, schwere Leber- oder Ateminsuffizienz, Schlafapnoe-Syndrom, spinale und zerebellare Ataxien und der Einsatz bei Kindern. In der Schwangerschaft und Stillzeit sollte auf Benzodiazepine verzichtet werden.

Es gelten Kontraindikationen für einige Komedikationen, ja nach Stoffwechselweg des Benzodiazepins, siehe Abschnitt → Wichtige Wechselwirkungen.

Besondere Hinweise
Toleranzentwicklung, Abhängigkeit, Rebound-Effekt, erhöhte Sturzneigung insbesondere bei älteren Patienten möglich. Fahrtüchtigkeit beeinträchtigt.

Häufige UAW
Zentralnervöse Störungen mit Somnolenz, Aufmerksamkeitsdefiziten, Kopfschmerzen und Schmeck- und Sehstörungen, Muskelschwäche, Schwindelgefühle und Koordinationsstörungen → Sturzgefahr, intestinale Störungen mit Mundtrockenheit, Übelkeit, Erbrechen, Diarrhoe, Obstipation sowie Atemdepression.

Wichtige Wechselwirkungen
- Zentral wirksame Wirkstoffe: Opioide, Sedativa, Hypnotika, Analgetika, Narkotika, Anästhetika, Neuroleptika, Antiepileptika, Anxiolytika, sedativ wirksame Antihistaminika, Antidepressiva, Lithium-Präparate, Alkohol → gegenseitige Verstärkung der zentraldämpfenden Wirkung
- Muskelrelaxanzien → relaxierende Wirkung wird verstärkt
- Arzneimittel, die die Atemfunktion dämpfen, wie z. B. die Opiate (Analgetika, Antitussiva, Substitutionsbehandlungen) → Atemdepression
- CYP3A4-Inhibitoren/Induktoren → Erhöhung/Erniedrigung der Plasmaspiegel → siehe Tabelle 4.4, Wechselwirkungen mit Antidepressiva

Maßnahmen bei Überdosierung
- Symptome der Intoxikation sind die verschiedenen Grade der Bewusstseinsstörungen, wobei die Erweckbarkeit lange erhalten bleibt. Kurz nach Einnahme Magenspülung oder Aktivkohle, ansonsten symptomatische Therapie zur Erhaltung von Atem- und Kreislauffunktionen.
- Dialyseverfahren sind nicht sinnvoll.
- Eine Antidottherapie kann mit intravenösem Flumazenil durchgeführt werden.

4.2.3 Beurteilung

Zur Wirksamkeit der Benzodiazepine liegen zahlreiche Studien zur Kurzzeittherapie von Insomnien vor mit signifikanten positiven Veränderungen von subjektiven und polysomnographischen Schlafparametern [2]. Benzodiazepine verkürzen die Einschlafzeit, reduzieren die Zeit des nächtlichen Wachliegens, verringern aber das Ausmaß des REM-Schlafs (Schlafstadien II und III werden verlängert und das Stadium IV verkürzt). Nach Absetzen der Substanzen kann es zu einem unerwünschten REM-Rebound, das heißt einem erhöhten Anteil von REM-Schlafphasen, kommen [2, 10].

Problematisch ist allerdings das hohe Abhängigkeitspotenzial und insbesondere bei Substanzen mit langen Halbwertszeiten der ausgeprägte Hang over Effekt eine Einschränkung des psychosozialen Leistungsvermögens.

4.3 Antidepressiva

Antidepressiva sind mit Ausnahme der pflanzlichen Präparate (Johanniskraut) verschreibungspflichtig.

4.3.1 Häufig gestellte Fragen

Welche Substanzen kommen in Frage?

Für die Behandlung der Insomnie werden dämpfende Substanzen eingesetzt. Es sind dies Doxepin, Agomelatin, Amitriptylin, Mirtazapin, Trazodon und Trimipramin. Allerdings liegt nur für Doxepin die Zulassung für eine Schlafstörung im Zusammenhang mit einer Depression vor. In der klinischen Praxis werden die anderen Substanzen in größerem Umfang im off label use auch für Patienten ohne Depressionen eingesetzt. Darauf sollte in der Beratung gegebenenfalls hingewiesen werden, da der Patient in der Regel die Anwendungsgebiete im Beipackzettel liest und verunsichert werden kann, wenn nicht im Beratungsgespräch mit dem Arzt eine Aufklärung erfolgte.

Laut der aktuellen Priscus Liste sind einige dieser Substanzen für ältere Patienten nicht zu empfehlen. Allerdings liegt der Bewertung die Indikation Depression mit höheren Dosierungen vor.

Johanniskrautpräparate werden für leichte vorübergehende depressive Störungen eingesetzt und haben keine Zulassung zur Behandlung der Insomnie.

Wann erfolgt die Einnahme und wie schnell ist die schlafanstoßende Wirkung?

- Die Einnahme sollte circa zwei Stunden vor dem Schlafengehen erfolgen.
- Während bei der Behandlung der Depression mit einer verzögerten Wirkung gerechnet werden muss, tritt die Sedierung bereits zu Beginn der Therapie ein.

Gibt es ein Abhängigkeitspotenzial?

Ein Gewöhnungseffekt oder ein Rebound-Phänomen mit Schlaflosigkeit ist nach dem Absetzen nicht zu erwarten. Allerdings kann ein kurzfristiger REM-Rebound mit Albträumen auftreten.

Wie lange können diese Substanzen eingenommen werden?

- Eine langfristige Einnahme über Monate hinaus wird auch für diese Substanzgruppe von den Fachgesellschaften nicht empfohlen.
- Ein Absetzen der Behandlung sollte ausschleichend erfolgen.
- Da bei einigen dieser Substanzen zahlreiche Kontraindikationen beziehungsweise Warnhinweise vorliegen, ist eine engmaschige ärztliche Begleitung erforderlich (EKG, Leber- und Nierenfunktionswerte). Patienten sollten daher dahingehend befragt werden, wann die letzte Kontrolluntersuchung stattgefunden hat.

Welche Informationen sind für den Patienten notwendig?

Die Dosierungen zur Behandlung der Schlafstörungen Insomnie bei off label Präparaten liegen unterhalb der Dosierungen zur Behandlung der Depression. Daher weist der Beipackzettel auch keine Empfehlungen in dieser Indikation auf. Die Angabe des Arztes auf dem Rezept ist daher von besonderer Bedeutung und sollte deshalb beispielsweise auf der Schachtel oder Medikationsplan dokumentiert werden.

Was sind die ersten Anzeichen einer UAW?

- Aufgrund der anticholinergen/kardiotoxischen Wirkung der meisten Substanzen sind Mundtrockenheit, verstopfte Nase, Obstipation, Verdauungsstörungen, Miktionsstörungen Übelkeit, Tachykardie. Insbesondere zu Beginn der Therapie orthostatische Störungen wegen einer möglichen Blutdrucksenkeng (Sturzgefahr!). Cave bei älteren Patienten und rascher zu schneller Dosissteigerung: Risiko für das Auftreten eines Delirs.
- Eine Serotonin-Syndrom ist ein seltenes aber potenziell lebensbedrohliches Ereignis. Erste Anzeichen sind Schwitzen, Durchfall oder Kopfschmerzen, neuromuskuläre und zentralnervöse Symptome wie Tremor, Krämpfe, Verwirrtheit, Agitiertheit und Unruhe. Die Gefahr eines Serotonin-Syndroms wird durch die Kombination verstärkt, wenn weitere serotonerg wirksamen Substanzen (hierzu zählen z. B. SSRIs aber auch L-Tryptophan, Triptane, Johanniskraut und Opioid-Analgetika wie Tramadol, Pethidin, Fentanyl) oder solche, die den Abbau von Serotonin hemmen wie MAO-Hemmer oder auch das Antibiotikum Linezolid, eingenommen werden.
- Patienten mit Anzeichen einer Infektion und Fieber, Schüttelfrost, sollten wegen der Möglichkeit einer Agranulozytose umgehend einen Arzt aufzusuchen und keine Selbstmedikation mit Antipyretika, Analgetika und/oder Antibiotika durchzuführen.

Sicherheitshinweise

- Die Fahrtüchtigkeit ist beeinträchtigt.
- Nicht für Schwangere und Stillende geeignet.

Sonstige Hinweise

Medikation darf keinesfalls an Dritte weitergegeben werden.

4.3.2 Die Fakten

In der Behandlung von Schlafstörungen werden vorwiegend Antidepressiva eingesetzt, die ihre sedierende Wirkung durch Bindung an Histamin-Rezeptoren oder eine Antagonisierung der Serotonin 5-HT2- Rezeptoren entfalten. Agomelatin besitzt darüber hinaus einen melatonergen Effekt. Sedierende Antidepressiva führen zu einer Verkürzung der Einschlafzeit und Verlängerung der Gesamtschlafzeit. Der Vorteil dieser Substanzen liegt in einem fehlenden Abhängigkeitspotenzial, der Nachteil in teilweise sehr schwerwiegenden UAW und einer ungünstigen Beeinflussung des Schlafmusters (vor allem REM-Phasen). Für einige Substanzen wie Mirtazapin, Trazodon und Trimipramin wird der Einfluss auf die REM-Phasen jedoch günstig (unterschiedliche Bewertungen) beurteilt.

Folgende Antidepressiva werden eingesetzt (Abbildung 4.4):

- Doxepin – trizyklisches Antidepressivum
- Trimipramin – trizyklisches Antidepressivum

Wichtige Wechselwirkungen

Interaktion an CYP450

Da Antidepressiva über P450 CYP Enzyme metabolisiert werden, sind Wechselwirkungen mit Arzneimitteln zu erwarten, die ebenfalls über diesen Weg verstoffwechselt werden (Tabelle 4.4 [9]).

Tabelle 4.4: Wechselwirkungen an CYP450 (nach [10])

CYP1A2		CYP2C9		CYP2C19	
Agomelatin		*(Agomelatin)*		Doxepin	
Mirtazapin				*(Agomelatin)*	
Inhibitor	Induktor	Inhibitor	Induktor	Inhibitor	Induktor
Amiodaron	Broccoli	Amiodaron	Carbamazepin	Chloramphenicol	Carbamazepin
Cimetidin	Carbamazepin	Capecitabin	Dabrafenib	Cimetidin	Dabrafenib
Ciprofloxacin	Insulin	Ceritinib	Enzalutamid	Citalopram	Enzalutamid
Citalopram	Modafinil	Efavirenz	Johanniskraut	Esomeprazol	Johanniskraut
Efavirenz	Omeprazol	Fenofibrat	Letermovir	Felbamat	Letermovir
Fluvoxamin	Rifampin	Fluconazol	Nevirapin	Fluoxetin	Nevirapin
Methoxsalen	Rosenkohl	Fluvastatin	Phenobarbital	Fluvoxamin	Phenobarbital
Quercetin	Rucaparib	Fluvoxamin	Rifamicin	Isoniazid	Rifamicin
Ribociclib	Teriflunomid	Isoniazid		Ketoconazol	
Simeprevir	Tabak	Metronidazol		Modafinil	
Vemurafenib		Phenylbutazon		Omeprazol	
		Quercetin		Orale Kontrazeptiva	
		Sulfamethoxazol		Oritavancin	
		Teniposid		Oxcarbazepin	
		Voriconazol		Pantoprazol	
		Zafirlukast		Quercetin	
				Ticlopidin	
				Topiramat	
				Voriconazol	

CYP2D6		CYP3A	
Doxepin		Trazodon	
Amitriptylin		Mirtazapin	
Trimipramin			
Mirtazapin			
Inhibitor	Induktor	Inhibitor	Induktor
Abirateron	Carbamazepin	Amiodaron	Brigatinib
Amiodaron	Efavirenz	Aprepitant	Carbamazepin
Bupropion	Enzalutamid	Atomoxetin	Clobazam
Celecoxib	Johanniskraut	Boceprevir	Dabrafenib
Chlorpromazin	Letermovir	Ceritinib	Efavirenz
Cimetidin	Prednison	Chloramphenicol	Enzalutamid
Cinacalcet	Rifampicin	Cimetidin	Eslicarbazepin
Citalopram	Ritonavir	Ciprofloxacin	Glucocorticoide
Clemastin		Clarithromycin	Johanniskraut
Clobazam		Crizotinib	Letermovir
Clomipramin		Delaviridin	Lorlatinib
Cocain		Diltiazem	Modafinil
Diphenhydramin		Entrectinib	Nevirapin
Doxorubicin		Erythromycin	Oritavancin
Duloxetin		Esomeprazol	Oxcarbazepin
Escitalopram		fluconazol	Perampanel
Fluoxetin		Fluvoxamin	Phenobarbital
Halofantrin		Gestoden	Phenytoin
Haloperidol		Grapefruit	Pioglitazone
Hydroxyzin		Idelalisib	Rifabutin
Levomepromazin		Imatinib	Rifampicin
Lorcaserin		Indinavir	Telotristat
Methadon		Itraconazol	Troglitazon
Metoclopramid		Ketoconazol	
Midodrin		Lesinurad	
Moclobemid		Letermovir	
Panobinostat		Mibefradil	
Paroxetin		Mifepriston	
Perphenazin		Nefazodon	
Promethazin		Nelfinavir	
Quinidin		Netupitant/Palonosetron	
Ranitidin		Norfloxacin	
Ritonavir		Norfluoxetin	
Rolapitant		Omeprazol	
Sertralin		Pantoprazol	
Terbinafin		Perampanel	
Ticlopidin		Quercetin	
Vemurafenib		Regorafenib	
		Ribociclib	
		Ritonavir	
		Saquinavir	
		Simeprevir	
		Sternfrucht	
		Telaprevir	
		Telithromycin	
		Tucatinib	
		Verapamil	
		Voriconazol	

QT-Zeit Verlängerung

Doxepin, Amitriptylin, Trazodon, Trimipramin und Mirtazapin können das QT-Intervall verlängern. Daher ist eine Komedikation mit anderen Arzneimitteln, die ebenfalls diese UAW zeigen (z. B. Antiarrhythmika Klasse IA oder III, Antibiotika, Malaria-Mittel, Antihistaminika, Neuroleptika) oder zu einer zu einer Hypokaliämie führen (z. B. bestimmte Diuretika) zu vermeiden.

Zentral wirksame Substanzen

Alkohol und zentral dämpfende Arzneimittel wie z. B. Morphin-Abkömmlinge, Barbiturate, Neuroleptika, Benzodiazepine und Anxiolytika, die nicht zu den Benzodiazepinen gehören, sowie sedierende Antihistaminika führen zu einer Verstärkung der sedierenden Wirkung. Bei gleichzeitiger Anwendung von Baclofen ist das Risiko eines erniedrigten Muskeltonus erhöht.

Anticholinerg wirkende Substanzen

Bei gleichzeitiger Verabreichung anticholinerger Substanzen wie z. B. Ipratropiumbromid, Tiotropiumbromid, Trospiumchlorid und Butylscopolamin, sind vermehrt periphere UAW in Form von Harnverhalt, akutem Glaukom, Verstopfung und Mundtrockenheit und zentrale UAW (insbesondere Delir) zu rechnen.

MAO-Hemmer

Die Kombination von sedierenden Antidepressiva mit MAO-Hemmer ist wegen des Risikos eines Serontonin-Syndroms und hypotensiver/hypertensiver UAW zu vermeiden, beziehungsweise es besteht in einigen Fällen eine Kontraindikation.

Maßnahmen bei Überdosierung

- Wegen akuter Toxizität ist oft eine intensivmedizinische Behandlung erforderlich.
- Es sind keine spezifischen Antidota für Antidepressiva verfügbar. Ggf. Aktivkohle oder Magenspülung.
- Überwachung der Vitalfunktionen und bei Bedarf symptomatische Behandlung

4.3.3 Beurteilung

Zur Wirksamkeit sedierender Antidepressiva liegen nur wenige Studien vor. Dabei scheint die Wirksamkeit dieser Substanzgruppe meist schwächer zu sein im Vergleich zu Benzodiazepinen oder Z-Substanzen. Allerdings konnten positive Effekte für Trazodon bei Patienten mit Morbus Alzheimer [11, 13] und für niedrigdosiertes Doxepin gezeigt werden [12, 14].

4.4 Antipsychotika (Neuroleptika)

Antipsychotika sind verschreibungspflichtig.

4.4.1 Häufig gestellte Fragen

Welche Substanzen kommen in Frage?

Antipsychotika mit Zulassung für die Behandlung isolierter Schlafstörungen sind Melperon und Pipamperon, allem in der Geriatrie. Pipamperon und Melperon zählen zu den Substanzen mit einer schwachen (Pipamperon) bis mittelstarken (Melperon) neuroleptischen Potenz.

Im Zusammenhang mit psychotischen Erkrankungen werden Quetiapin, Clozapin, Olanzapin, Prothipendyl, Levomepromazin und Chlorprothixen ebenfalls in dieser Indikation eingesetzt. Wegen einer unzureichenden Datenlage in der Behandlung der Insomnie und potenzieller schwerer UAW werden diese Substanzen mit Ausnahme der Gerontopsychiatrie von den Fachgesellschaften nicht empfohlen. Eine Beratung von Patienten in dieser Indikation wird daher eher eine Ausnahme bilden. In diesem Zusammenhang sei darauf hingewiesen, dass nur die Substanzen mit einer zugelassenen Indikation besprochen werden sollen.

Laut der aktuellen Priscus Liste sind diese Substanzen für ältere Patienten nicht zu empfehlen.

Wann erfolgt die Einnahme und wie schnell ist die schlafanstoßende Wirkung?

Die Einnahme sollte circa zwei Stunden vor dem Schlafengehen erfolgen.

Während bei der Behandlung der Psychosen mit einer verzögerten Wirkung von zwei bis drei Wochen gerechnet werden muss, tritt die Sedierung bereits zu Beginn der Therapie ein.

Gibt es ein Abhängigkeitspotenzial?

Antipsychotika zeigen kein Abhängigkeitspotential und keine Unterdrückung der REM-Schlafphasen.

Wie lange können diese Substanzen eingenommen werden?

- Eine langfristige Einnahme über Monate hinaus wird auch für diese Substanzgruppe von den Fachgesellschaften nicht empfohlen.
- Ein Absetzen der Behandlung sollte ausschleichend erfolgen.
- Da bei einigen dieser Substanzen zahlreiche Kontraindikationen beziehungsweise Warnhinweise vorliegen, ist eine engmaschige ärztliche Begleitung erforderlich (EKG, Leber- und Nierenfunktionswerte). Patienten sollten daher dahingehend befragt werden, wann die letzte Kontrolluntersuchung stattgefunden hat.
- Das Risiko für Spätdyskinesien durch Neuroleptika scheint insbesondere bei älteren Patienten (vor allem Frauen) erhöht zu sein. Es steigt mit der Behandlungsdauer und mit steigenden Dosierungen. Spätdyskinesien können aber auch schon nach kurzer Behandlungsdauer und niedriger Dosierung auftreten. Das Problem besteht darin, dass die Kinesien zunächst von den Neuroleptika selbst maskiert werden können und nach Beendigung der Therapie zu Tage treten.

Welche Informationen sind für den Patienten notwendig?
Die Dosierungen von off label Präparaten zur Behandlung der Schlafstörungen liegen unterhalb der Dosierungen zur Behandlung der Psychosen. Daher weist der Beipackzettel auch keine Empfehlungen in dieser Indikation auf. Die Angabe des Arztes auf dem Rezept ist daher von besonderer Bedeutung und sollte daher beispielsweise auf der Schachtel oder dem Medikationsplan dokumentiert werden.

Was sind die ersten Anzeichen einer UAW?
Blutdrucksenkung und extrapyramidalmotorische Nebenwirkungen. Problematisch sind Parkinson-ähnliche Symptome (Tremor, Rigor, verlangsamter Willkürbewegung, reduzierte oder fehlende Mimik, schlurfender Gang), Frühdyskinesien mit beispielsweise ruckartigem Herausstrecken der Zunge, Blickkrämpfen, Sitzunruhe und irreversible Spätdyskinesien mit Grimassieren, Blinzeln, Schmatzen u. ä.

Anticholinerge Wirkungen sind bei Melperon und Pipamperon weniger ausgeprägt.

Sicherheitshinweise
- Die Fahrtüchtigkeit ist beeinträchtigt.
- Nicht für Schwangere und Stillende geeignet.

Einnahmehinweise
Melperon: Nicht mit Kaffee, Tee und Milch einnehmen wegen der Bildung schwerlöslicher Komplexe.

Sonstige Hinweise
Medikation darf keinesfalls an Dritte weitergegeben werden.

4.4.2 Die Fakten

Antipsychotika sind eine inhomogene Gruppe. Die schlaffördernde Komponente der sedierenden schwachen Antipsychotika wird deren antagonistische Wirkung auf den 5-HT2-Rezeptor und H_1-Rezeptor zugeschrieben. Darüber hinaus wird eine Verringerung nächtlicher Cortisol-Aktivität vermutet.

Aus der antagonistischen Wirkung an D2-Rezeptoren ergeben sich die unerwünschten Wirkungen in Form von extrapyramidalmotorischen Störungen und der Regulationsstörung des endokrinen Systems, die sich beispielsweise in einer Erhöhung des Prolaktinspiegels äußern können.

Die für eine Insomnie zugelassen Substanzen Melperon und Pipamperon gehören zur Klasse der Butyrophenone (Abbildung 4.5).

Melperon

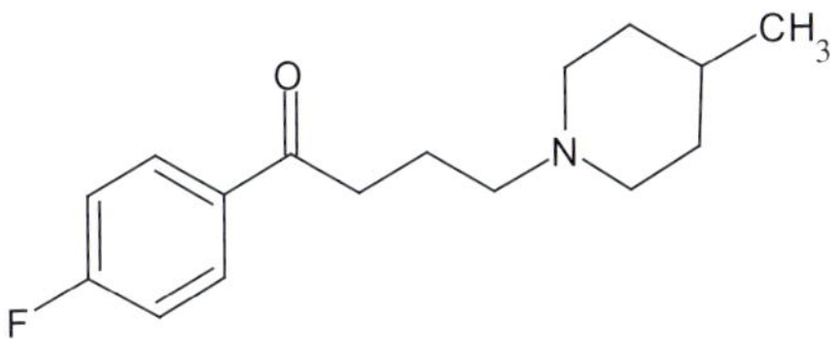

Pipamperon

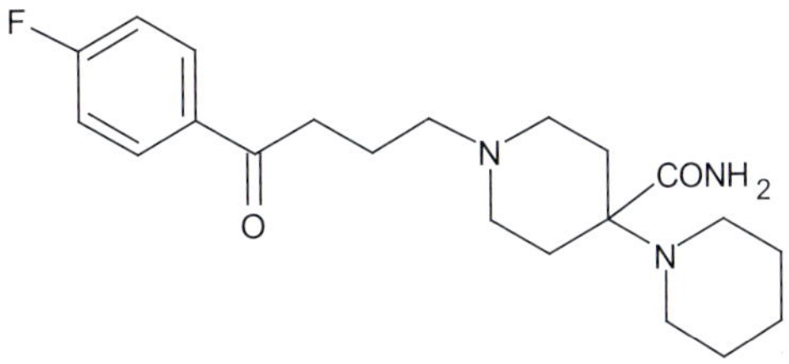

Abbildung 4.5: Melperon und Pipamperon. Formeln © ABDATA Pharma-Daten-Service

Tabelle 4.5: Pharmakokinetik von Melperon und Pipamperon

	Melperon	Pipamperon
HWZ	6-8 h	17-22 h
Bioverfügbarkeit	60 %	k. A.
Elimination	Metabolite renal	Metabolite renal
Metabolisierung	Hoher first pass Effekt, hepatisch, CYP?	Hepatisch CYP?
Metabolite	Ja, keine Angabe der Aktivität	Ja, keine Angabe der Aktivität
tcmax	1-1,5 h	1,8 h
Eiweißbindung	50 %	36 %
Übliche Dosierung Schlafstörung	25-75 mg	40 mg

Wichtige Kontraindikationen/Warnhinweise
Es gelten (auch für den off label use) die Kontraindikation/Warnhinweise.
Auswahl (substanzspezifische Unterschiede beachten):

- Dämpfung des zentralen Nervensystems, z. B. Koma, Intoxikationen durch Alkohol, Schlafmittel, Analgetika, Psychopharmaka
- Morbus Parkinson oder ähnliche Krankheiten
- Schwere Leberinsuffizienz
- Bekanntes Neuroleptika-Syndrom

Vorsicht bei
- kardialer Vorschädigung
- nicht-pharmakogenen Parkinson-Syndromen
- Hypotonie, Hypertonie, orthostatischer Dysregulation, Bradykardie, Hypokaliämie, Hypomagnesiämie
- Veränderungen des Blutbildes (Leukopenie, Thrombozytopenie)
- prolaktinabhängigen Tumoren, z. B. Mamma-Tumoren

- Hypokaliämie
- Bradykardie
- angeborenem langem QT-Syndrom oder anderen klinisch signifikanten kardialen Störungen (insbesondere Erregungsleitungsstörungen, Arrhythmien)
- gleichzeitiger Behandlung mit Arzneimitteln, die ebenfalls das QT-Intervall im EKG verlängern oder eine Hypokaliämie hervorrufen können

Schwangerschaft/Stillzeit

Keine Zulassung in Schwangerschaft und Stillzeit sowie bei Kindern/Jugendlichen unter 12 (Melperon) 18 Jahren (Pipamperon).

Wichtige Wechselwirkungen

- Zentral wirksame Substanzen (z. B. Hypnotika, Sedativa, Opiate, Psychopharmaka, Antihistaminika, Barbiturate, Alkohol)
- Medikamente, die die Krampfschwelle des Gehirns herabsetzen
- Dopamin-Agonisten
- Antihypertonika, Diuretika
- Arzneimitteln, die ebenfalls das QT-Intervall verlängern

Maßnahmen bei Überdosierung

- Im Rahmen von Überdosierungen sind für Pipamperon auch Todesfälle beschrieben.
- Ein spezifisches Antidot ist nicht bekannt. Neben Aktivkohle und Magenspülung erfolgt die Therapie symptomatisch und falls notwendig intensivmedizinisch.
- Bei extrapyramidalen Symptomen sollten in Abhängigkeit vom Schweregrad Anticholinergika wie Biperiden oder Physostigmin zum Einsatz kommen.

4.4.3 Beurteilung

Zur Anwendung von Antipsychotika bei Schlafstörungen liegen keine Meta-Analysen oder RCTs vor. Zwei systematische Reviews kommen allerdings zu dem Ergebnis, dass Antipsychotika bei Patienten mit Schizophrenie die Schlafzeit verlängern und etwas weniger ausgeprägt den Tiefschlafanteil erhöhen [2], während ein Review die Evidenz als unzureichend betrachtet [1].

In Anbetracht dieser Datenlage und schwerer UAW werden Antipsychotika für die Insomniebehandlung bis auf wenige Ausnahmen in der Gerontologie nicht empfohlen [4].

4.5 Antihistaminika

Für die Antihistaminika Diphenhydramin und Doxylamin sind keine ärztlichen Verschreibungen notwendig. Eine Ausnahme macht ein Doxylamin-haltiges Produkt (Sedaplus®), das auch für Jugendliche, Kinder und Säuglinge ab 6 Monaten die Zulassung zur Kurzzeitbehandlung von Schlafstörungen hat. Es unterliegt wie auch Hydroxyzin und Promethazin der Verschreibungspflicht (siehe Tabelle 4.6).

Doxylamin und Diphenhydramin sind auch in einigen Kombinationspräparaten zur Behandlung von Erkältungskrankheiten zur Behandlung in der Nacht enthalten, hier allerdings in einer deutlich niedrigeren Dosis.

Tabelle 4.6: In Deutschland verfügbare Antihistaminika zur Behandlung der Insomnie

Wirkstoff	Anwendungsgebiete
Frei verkäuflich	
Diphenhydramin	Kurzzeitbehandlung von Schlafstörungen
Doxylamin (Ausnahme Sedaplus®)	Kurzzeitbehandlung von Schlafstörungen
Verschreibungspflichtig	
Hydroxyzin	Angst- und Spannungszustände, Ein- und Durchschlafstörungen, Urtikaria
Promethazin	Unruhe- und Erregungszustände im Rahmen psychiatrischer Grunderkrankungen; wenn therapeutische Alternativen nicht erfolgreich waren, bei Übelkeit/Erbrechen und Schlafstörungen bei Erwachsenen

4.5.1 Häufig gestellte Fragen

Für wen sind rezeptfreie Antihistaminika im OTC-Bereich geeignet?

Grundsätzlich ist eine sorgfältige Nutzen-Risiko-Abwägung bei allen Patienten notwendig, Kontraindikationen (siehe unten) müssen beachtet werden und der Hinweis vor allem auf anticholinerge und sedierende Nebenwirkungen ist erforderlich. Insbesondere bei älteren Patienten über 65 Jahre wird der Einsatz kritisch bewertet und eine Verschreibungspflicht diskutiert [7].

Für wen sind rezeptfreie Antihistaminika nicht geeignet?

- Kinder, Jugendliche, Schwangere und Stillende
- Ältere Patienten über 65 Jahre mit Vorsicht
- Patienten mit schlafbezogenen Atmungsstörungen

Wie lange können Antihistaminika eingenommen werden?

Eine längere Einnahmedauer wird auch für diese Substanzgruppe von den Fachgesellschaften nicht empfohlen. Antihistaminika sollten maximal zwei Wochen ohne Unterbrechung eingenommen werden.

Wann erfolgt die Einnahme und wie schnell ist die schlafanstoßende Wirkung?

Die Einnahme sollte circa eine halbe Stunde vor dem Schlafengehen erfolgen. Die Wirkung setzt rasch ein.

Gibt es eine Abhängigkeit/Toleranzentwicklung?

- Antihistaminika zeigen eine schnelle Toleranzentwicklung.

- Wie auch bei anderen Sedativa/Hypnotika kann die Einnahme zur Entwicklung von physischer und psychischer Abhängigkeit führen. Das Risiko steigt mit der Dosis und der Dauer der Behandlung und ist bei Patienten mit Alkohol-, Arzneimittel- oder Drogenabhängigkeit erhöht.

Was sind die ersten Anzeichen einer UAW?
Anticholinerge Symptome wie Mundtrockenheit, Obstipation, Miktionsstörungen sowie Schwindel, Sehstörungen.

Sicherheitshinweise
Die Fahrtüchtigkeit ist beeinträchtigt. Nach der Einnahme sollte auf eine ausreichende Schlafdauer geachtet werden.

Sonstige Hinweise
Die Medikation darf keinesfalls an Dritte weitergegeben werden.
Vorsicht bei Nachfrage größerer Mengen, möglicherweise besteht Verdacht auf Missbrauch in der Drogenszene.

4.5.2 Die Fakten

Diphenhydramin (ATC-Code N05CM20) und Doxylamin (ATC-Code: N05CM21) sind Ethanolamin-Derivate. Aufgrund seiner Struktur zählt Promethazin zu den trizyklischen Neuroleptika (ATC-Code: R06AD02), findet seinen Einsatz aber nur bei Übelkeit und Erbrechen und bei Schlafstörungen von Erwachsenen. Hydroxyzin ist ein Piperazin-Derivat und zählt ursprünglich zu den Tranquillantien (ATC-Code: N05BB01). Das gemeinsame Strukturmerkmal ist

R-X-CH2-CH2-N<

Diphenhydramin

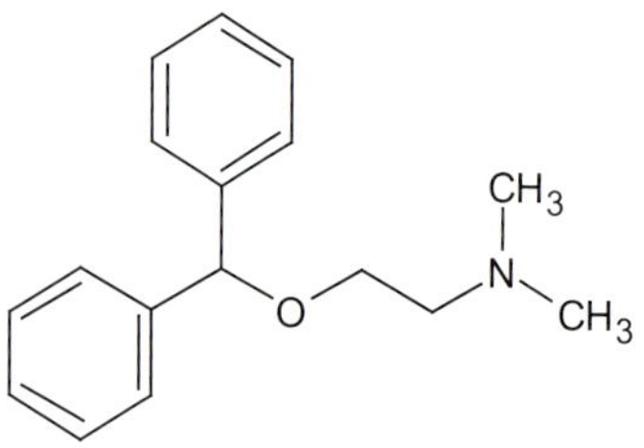

Doxylamin

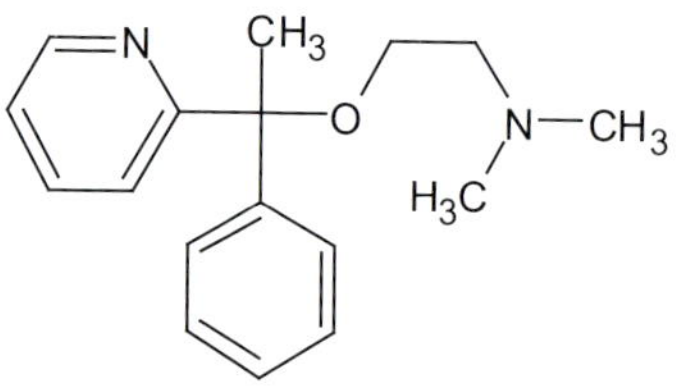

Hydroxyzin Promethazin

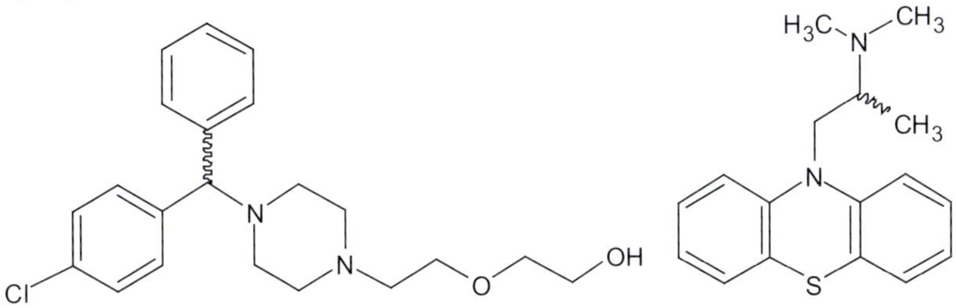

Abbildung 4.6: Strukturformeln ausgewählter Antihistaminika. Formeln © ABDATA Pharma-Daten-Service

Die Antihistaminika besitzen durch die Blockade zentraler H_1-Rezeptoren einen sedierenden Effekt. Sie verlängern die absolute Schlafdauer, verändern jedoch die Schlafstruktur.

Tabelle 4.7: Pharmakokinetik häufig angewendeter Antihistaminika [2–6]

	Diphenhydramin	Doxylamin	Hydroxyzin	Promethazin
HWZ	2,4-9,3 h	10,1 h	7–20 h Cetirizin 25 h	10–12 h
Bioverfügbarkeit	40-72 %	k. A.	k. A.	25 %
Elimination	renal Metabolite	k. A.	renal Metabolite	überwiegend renal, gering biliär
Metabolisierung	hepatisch	hepatisch	hepatisch	hepatisch
Metabolite	inaktiv	k. A. zur Aktivität	Cetirizin, aktiv	Metabolit inaktiv
t_{cmax}	1-4 h	2,4 h	2 h	1,5-3 h
Eiweißbindung	85-99 %	k. A.	k. A.	90 %
Übliche Dosierung	25–50 mg	25–50 mg	37,5–75 mg	25–100 mg

Wichtige Kontraindikationen/Warnhinweise (Diphenhydramin, Doxylamin)

- Engwinkelglaukom
- Blasenentleerungsstörungen oder Prostata-Hypertrophie mit Restharnbildung
- Epilepsie
- Schwangerschaft und Stillzeit, Kinder und Jugendliche
- Phäochromozytom
- Akute Vergiftung durch Alkohol, Schlaf- oder Schmerzmittel sowie Psychopharmaka
- kardiale Vorschädigung und Hypertonie, Bradykardie, Hypokaliämie und/oder Hypomagnesiämie
- Chronische Atembeschwerden und Asthma
- Gastro-ösophagealer Reflux, Pylorusstenose, Achalasie
- Neurologische Hirnschäden
- Komedikation mit MAO-Hemmern
- Eingeschränkte Leberfunktion

Besondere Hinweise (Diphenhydramin, Doxylamin)
Toleranzentwicklung, Abhängigkeit, Rebound-Effekt, Fahrtüchtigkeit beeinträchtigt.

UAW (Diphenhydramin, Doxylamin)
- UAW wie Obstipation, Miktionsstörungen, Mundtrockenheit und Verwirrtheit werden vor allem durch eine Blockade von Acetylcholinrezeptoren verursacht
- Paradoxe Reaktionen in seltenen Fällen möglich

Wichtige Wechselwirkungen (Diphenhydramin, Doxylamin)
- Zentral dämpfende Substanzen wie Alkohol, Narkotika, Anxiolytika/Sedativa, Hypnotika, Opiode, Analgetika, Antidepressiva oder Antiepileptika → verstärkte Sedierung
- Anticholinergika wie Atropin, Biperiden, trizyklische Antidepressiva, MAO-Hemmer → erhöhtes Risiko für Augeninnendruckerhöhung, Harnverhalt, Darmlähmung
- Blutdrucksenkern → verstärkte Müdigkeit
- Arzneimitteln, die ebenfalls das QT-Intervall verlängern oder zu einer Hypokaliämie führen → Risiko QT-Zeit Verlängerung
- Zur Behandlung einer Hypotonie kein Epinephrin wegen Adrenalinumkehr mit weiterem Blutdruckabfall

Maßnahmen bei Überdosierung
Wegen akuter Toxizität insbesondere bei hoher Dosierung in suizidaler Absicht ist oft eine intensivmedizinische Behandlung erforderlich.

Es sind keine spezifischen Antidota verfügbar. Gegebenenfalls ist die Gabe von Aktivkohle oder eine Magenspülung angezeigt.

Die Vitalfunktionen sind zu überwachen und bei Bedarf erfolgt eine symptomatische Behandlung.

4.5.3 Beurteilung

Zur Anwendung von Antihistaminika bei Insomnien fehlen bislang Meta-Analysen und hochwertige kontrollierte randomisierte Studien. Ein systematisches Review kommt zu dem Ergebnis, dass Antihistaminika mäßig effektiv sind und sich rasch eine Toleranz entwickelt [1].

Bei den mit Doxylamin und Diphenhydramin auftretenden UAW wird ein Zusammenhang mit einer erhöhten Sturzneigung bei älteren Patienten durch Gleichgewichtsstörungen, Gangstörung und Verwirrtheit diskutiert, konnte aber wegen der Qualität der vorgelegten Studien nicht eindeutig belegt werden [7].

4.6 Barbiturate

Die früher zur Behandlung von Schlafstörungen eingesetzte verschreibungspflichtige Substanzgruppe ist wegen der schweren UAW zur Behandlung der Insomnie seit 1992 nicht mehr zugelassen. Barbiturate wirken sedierend und antikonvulsiv durch eine allosterische Modulation der GABA-Rezeptoren (vergleiche hierzu auch Z-Substanzen). In Deutschland ist derzeit (2021) nur Phenobarbital zur Therapie verschiedener Formen der Epilepsie und Thiopental beziehungsweise Methohexital für den Einsatz bei Narkosen erhältlich.

4.7 Chloralhydrat

Chloralhydrat ist verschreibungspflichtig. Wegen seiner geringen therapeutischen Breite, der schnellen Toleranzentwicklung, der UAW und Kontraindikationen bei schwerer Leber- und Niereninsuffizienz, Herz- und Kreislaufschwäche und der Komedikation mit Antikoagulantien vom Cumarin-Typ hat es heute nur noch einen sehr geringen Stellenwert in der Behandlung der Schlaflosigkeit.

Chloraldurat ist eines der ältesten Schlafmittel. Es wird hauptsächlich in der Leber zu dem wirksamen Metaboliten Trichlorethanol umgewandelt, das die GABA-Wirkung verstärkt und dadurch sedativ, hypnotisch und antikonvulsiv wirkt.

4.8 Melatonin

Melatonin ist als verschreibungspflichtiges Arzneimittel in retardierter Form und als nicht retardiertes Nahrungsergänzungsmittel im Handel.

4.8.1 Häufig gestellte Fragen

Für wen ist Melatonin im OTC-Bereich geeignet?

Nicht verschreibungspflichtige Melatonin-haltige Produkte sind als Nahrungsergänzungsmittel im Handel. Sie können insbesondere bei älteren Patienten, Jetlag oder bei Beschäftigten in Schichtarbeit im Rahmen der Selbstmedikation empfohlen werden, wenn andere nicht medikamentöse Maßnahmen (→ Kapitel 5.1. Schlafhygiene) keinen Erfolg gebracht haben.

Für wen ist Melatonin nicht geeignet?

- In Schwangerschaft und Stillzeit sollen die Präparate nicht zum Einsatz kommen.
- Vorsicht bei der Einnahme von CYP1A1 und CYP1A2 Inhibitoren wie Fluvoxamin, Cimetidin, 5- oder 8-Methoxypsoralen (5 und 8-MOP), Östrogenen, einige Chinolonen, die den Melatonin-Serumspiegel erhöhen können. Bei Fluvoxamin wurde das 12-fache der üblichen Serumkonzentration gemessen. Patienten unter einer Fluvoxamin-Therapie sollten Melatonin daher nicht einnehmen. Bei Rauchern oder einer Komedikation mit CYP1A1 und CYP1A2 Induktoren wie Carbamezepin oder Rifampicin ist der Melatonin-Serumspiegel erniedrigt.
- Die Anwendung von Melatonin bei Patienten mit Autoimmunerkrankungen wird nicht empfohlen, da hierzu keine klinischen Daten vorliegen. Dies gilt auch für Patienten mit einer Nieren- oder Leberinsuffizienz.

Sicherheitshinweise

- Melatonin ruft Schläfrigkeit hervor und ist daher mit Vorsicht anzuwenden, wenn dies ein Sicherheitsrisiko darstellt.

- UAW treten nur gelegentlich auf. Bei den seltenen allergischen Reaktionen mit Rötung und Quaddeln an Haut und Schleimhäuten und Kreislaufinstabilität sollte umgehend ein Arzt aufgesucht werden.

Wie lange kann Melatonin eingenommen werden?
Grundsätzlich ist Melatonin weder als NEM noch als verschreibungspflichtiges Präparat nicht zur Dauertherapie geeignet, auch wenn nach bisherigem Kenntnisstand kein Gewöhnungseffekt eintritt. Allerdings ist der mögliche Behandlungszeitraum (mehrere Wochen) deutlich länger als beispielsweise bei den Benzodiazepinen (14 Tage).

Einnahmehinweise
- Retardiertes Melatonin sollte bei der Behandlung beziehungsweise Linderung von Schlafstörungen circa 1 bis 2 Stunden und nicht retardierte Formen (NEM) circa 30 Minuten vor dem Zubettgehen zwischen 21 und 23 Uhr eingenommen werden.
- Zur Linderung des Jetlags ist die Einnahme von Melatonin-haltigen NEM möglich, um die innere Uhr der Ortszeit des Reiseziels anzupassen. Bei Kurzflügen, bei denen keine oder nur sehr wenige Zeitzonen in Richtung Osten oder Westen übersprungen werden, sollte der ursprüngliche Wach-Schlaf-Rhythmus beibehalten werden. Die Einnahme sollte am ersten Reisetag sowie an den ersten Tagen nach Ankunft am Zielort kurz vor dem Schlafengehen erfolgen.
- Bei Schichtarbeit sollte die nicht retardierte Form circa 30 Minuten vor dem Schlafengehen eingenommen werden.
- Melatonin Spray eignet sich insbesondere für Patienten mit Schluckstörungen. Das Mundspray hat durch die Umgehung des First pass Effektes eine höhere Bioverfügbarkeit und flutet rascher an als oralen Präparate [13]. Zur Verkürzung der Einschlafzeit werden allerdings auch hier Dosierungen von 1 mg (entspricht zwei Sprühstößen) 30 Minuten vor dem Schlafengehen empfohlen. Bei Jetlag beträgt die Dosierung 0,5 mg (entspricht einem Sprühstoß).
- Lichtexposition (Raumbeleuchtung, TV und weitere Lichtquellen) können durch eine Beeinflussung der Melatoninausschüttung das Einschlafen stören. Blaulichtanteile scheinen ein besonders starker Reiz für Wachsein zu sein.

4.8.2 Die Fakten

Melatonin ist ein natürlich vorkommendes endogenes Neurohormon, das in der Zirbeldrüse produziert wird. Vorstufen im Stoffwechsel sind Tryptophan und Serotonin (Infokasten 4.1).

INFOKASTEN 4.1

Stoffwechsel von Tryptophan

L-Tryptophan → 5-Hydroxytryptophan → Serotonin → N-Acetylserotonin → Melatonin

Melatonin steuert als innere Uhr den zirkadianen Tag-Nacht-Rhythmus und hat eine schlafanstoßende Wirkung durch Aktivität an den Hypothalamus-Rezeptoren MT1- und MT2-Rezeptoren, wobei der MT1-Rezeptor die Schläfrigkeit induziert und der MT2-Rezeptor den Wechsel von Tag- und Nachtphasen erleichtert. Durch den Einfluss von Tageslicht wird die Melatoninproduktion eingestellt und nach Einsetzen der Dunkelheit wieder hochgefahren. Ein maximaler Melatoninspiegel wird meist zwischen 2 und 4 Uhr erreicht, in der zweiten Nachthälfte fällt er wieder ab. Allerdings existieren individuelle Abweichungen, je nach Veranlagung unterscheidet man den Morgen-, Normal- und Abendtyp, je nach dem Zeitpunkt im Tagesverlauf, an dem die natürliche Melatonin-Ausschüttung über einen Schwellenwert hinaus massiv zunimmt, um den Körper auf den Schlaf vorzubereiten. Dieser Zeitpunkt wird auch DLMO (für Dim Light Melatonin Onset) genannt und kann durch analytische Untersuchungen von Speichelproben ermittelt werden.

Ein niedriger Melatoninspiegel, beispielsweise im Alter (vergleiche Abbildung 4.7) oder auch im Winter kann Schlafstörungen verursachen. Bei Störungen des Tag-Nacht-Rhythmus durch Schichtarbeit oder durch Fernreisen (Jetlag) kann es ebenfalls zu einem Ungleichgewicht des Melatoninhaushaltes kommen.

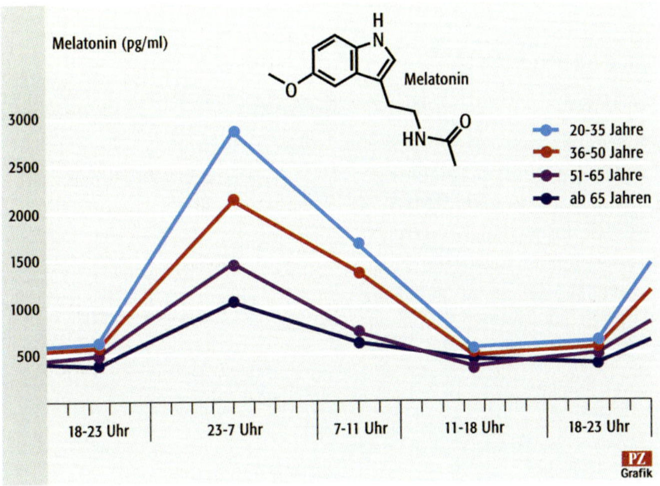

Abbildung 4.7: Zirkadianer Verlauf der Melatonin-Ausschüttung indirekte Messung der Melatonin-Freisetzung über Erfassung der Ausscheidung des Metaboliten 6-Sulfatoxymelatonin im Urin. Grafik: PZ 36-2010

Melatonin wird in der Dosierung von 2 Milligramm in der retardierten Form als verschreibungspflichtiges Monotherapeutikum für die kurzzeitige Behandlung der primären, durch schlechte Schlafqualität gekennzeichneten Insomnie bei Patienten ab 55 Jahren eingesetzt. In dieser Dosierung kann Melatonin bis zu 13 Wochen eingesetzt werden.

In ausgewählten Situationen kann Melatonin bei Kindern im Alter von 2 bis 18 Jahren (z. B. verzögertes Schlafphasensyndroms, ADHS, Autismus, neurologische Entwicklungsstörung) eine verkürzte Einschlafzeit und eine längere Schlafdauer unterstützen. Zur Verfügung stehen in dieser Indikation die verschreibungspflichtigen Dosierungen von 1 und 5 mg, jeweils in der retardierten Form [15].

Melatonin ist auch als Nahrungsergänzungsmittel (NEM) in der Dosierung 0,5 bis 2 Milligramm in verschiedenen festen Formen und als Spray – oft in Kombinationen mit weiteren Inhaltsstoffen- im Handel. Die Rechtslage zu Melatonin-haltigen NEM war lange Zeit unsicher, die Produkte sind jetzt aber verfügbar mit den „Health-Claims“:

- trägt zur Linderung der subjektiven Jetlag-Empfindung bei
- trägt zur Verkürzung der Einschlafzeit bei

Im Gegensatz dazu ist die Indikation zugelassener Arzneimittel die Behandlung der Insomnie.

Diese Unterschiede sind für die Patienten beziehungsweise Verbraucher zunächst kaum relevant, allerdings sollten vor allem pharmakologische (Bioverfügbarkeit, Anflutung, Einnahmezeitpunkt siehe unten) und qualitätsbestimmende (Gehalt) Faktoren berücksichtigt werden. So kann der angegebene Gehalt bei den NEM um bis zu 50 Prozent abweichen (Tabelle 4.8).

Unterschiede zwischen Arzneimitteln, Nahrungsergänzungsmitteln und Lebensmitteln
Tabelle 4.8 fasst wichtige Unterschiede zwischen Arzneimitteln, Nahrungsergänzungsmitteln und Lebensmitteln zusammen.

Tabelle 4.8: Übersicht zu Arzneimitteln und NEM/LM [1]

Merkmal	Arzneimittel	NEM/LM
Zweck	Krankheitsbezogen AM sollen Krankheiten, Leiden, Körperschäden oder krankhafte Beschwerden heilen, lindern, verhüten bzw. erkennen oder auch die Beschaffenheit, den Zustand oder die Funktionen des Körpers oder seelische Zustände beeinflussen	Gesundheitsfördernd NEM sollen die Ernährung von Gesunden ergänzen.
Wirkung	Pharmakologisch	Physiologisch,
Anwender	Patienten	Verbraucher
Rechtliche Grundlagen	Arzneimittelrecht	Lebensmittelrecht
Inverkehrbringen	Zulassung durch zuständige Bundesoberbehörde (BfArM, PEI, BVL) bzw. EMA	Registrierung beim BVL
Nachweis der Wirksamkeit	Nachweis der Wirksamkeit, Qualität, Unbedenklichkeit im Zulassungsverfahren	Kein Vorabnachweis der Wirksamkeit oder Sicherheit gegenüber einer Behörde. Hersteller ist für die Sicherheit verantwortlich

Merkmal	Arzneimittel	NEM/LM
Angaben zu Wirk-, Inhaltsstoffen und Mengen	Zusammensetzung nach Wirkstoffen (qualitativ und quantitativ) und sonstigen Bestandteilen (qualitativ) für jede Darreichungsform Menge: Gewicht, Volumen, Stückzahl für jede Darreichungsform Bei pflanzlichen Arzneimitteln zusätzlich: Extraktionsmittel, Droge-Extrakt-Verhältnis (DEVnativ)	Verzeichnis der Zutaten (Mengenangabe nicht erforderlich); bei Vitaminen und Mineralstoffen: Nährstoffangabe pro Tablette (Tagesportion) in Prozent des empfohlenen Tagesbedarfs Brennwerte (kcal/kJ): Eiweiß, Fett, Kohlenhydrate Bei pflanzlichen Arzneimitteln:Droge-Extrakt-Verhältnis meist nicht angegeben
Mengenangaben/ Abweichungen	höchstens fünf Prozent	bis zu 50 Prozent

Tabelle 4.9: Pharmakokinetik von Melatonin [5, 6, 11]

Merkmal	Melatonin
HWZ	3,5-4h
Bioverfügbarkeit	Ca. 15 %, durch Nahrung herabgesetzt, bei älteren Patienten um bis zu 50 % geringer
First pass Effekt	60 bis 85 % (bei Spray geringer)
Elimination	Renal, 89 % als Sulphat- und Glucuronidkonjugate von 6-Hydroxymelatonin, 2 % als unveränderte Wirksubstanz
Metabolisierung	CYP1A1, CYP1A2, möglicherweise CYP2C19
Metabolite	Hauptmetabolit 6-Sulphatoxy-Melatonin (6-S-MT) inaktiv 6-Hydroxymelatonin inaktiv N-Acetyl Serotonin inaktiv
t_{cmax}	3h
Plasmaspiegel	1 bis 5 mg führen zu den 10- bis 100-fachen der physiologischen nächtlichen Spiegel
c_{max}	Bei Frauen wurde im Vergleich zu Männern ein 3- bis 4-facher Anstieg der C_{max} beobachtet. Große individuelle Unterschiede, keine Auswirkungen auf Pharmakodynamik
Eiweißbindung	Ca. 60 %
Übliche Dosierung	Retardierte Form: 2 mg bis maximal 10 mg bei Erwachsenen, 1 mg bei Kindern von 2 bis 18 Jahren Nicht retardierte Form: 1-3 mg

Melatonin oder dessen Vorstufe Tryptophan können in geringen Mengen auch über die Nahrung zugeführt werden. Schlaffördernd sind beispielsweise Cranberries, Cashewkerne und Erdnüsse, Edamerkäse, Thunfisch, Huhn, Sojabohnen, Linsen, Eier und Haferflocken [9].

Gelegentliche UAW
Migräne, Kopf-, Gelenk-, Brustraum- und Rückenschmerzen, Benommenheit, Somnolenz, Insomnie, Nasopharyngitis, Reizbarkeit, anormale und Albträume, Angst, Lethargie, Schwäche, psychomotorische Hyperaktivität, Hypertonie, gastrointestinale UAW, Hautveränderungen, Hyperbilirubinämie, Glukosurie, Proteinurie.

Wichtige Wechselwirkungen
- CYP3A4-Inhibitoren/Induktoren → Erhöhung/Erniedrigung der Plasmaspiegel
- Alkohol → Verstärkung der Wirkung
- Benzodiazepine, Z-Substanzen → verstärkte Sedierung

Maßnahmen bei Überdosierung
Schläfrigkeit nach Überdosierung (bis zu 300 mg ohne klinisch signifikante UAW), spezielle Behandlung nicht erforderlich.

4.8.3 Beurteilung

Melatonin scheint eine mögliche, relativ nebenwirkungsarme Alternative zu anderen Hypnotika zu sein, die die Einschlafzeit verkürzt und die Schlafqualität verbessern kann ohne die REM-Schlafphasen zu beeinflussen [4]. Allerdings ist die Studienlage unterschiedlich. Nach einer AWMF-Leitlinie wird Melatonin aufgrund von geringerer Wirksamkeit bei Insomnie nicht generell empfohlen [2]. Eine gesicherte Evidenz liegt für die Behandlung und Prävention des Jetlags für die nicht retardierten Formen vor [10].

Bei Patienten mit Schichtarbeit kann die Dauer des Tagschlafs nach einer Schicht um 24 Minuten verlängert werden, der auf einen Schichtwechsel folgende Nachtschlaf um 17 Minuten. Eine Abhängigkeit von der Dosis in der Spanne von 1-10 Milligramm wurde dabei nicht beobachtet [14].

Melatonin kann bei Kindern mit chronischer Einschlafstörung infolge verzögerten Schlafphasensyndroms und bei Kindern mit neuropsychiatrischen Erkrankungen (wie ADHS, Autismus-Spektrum-Störung, neurologische Entwicklungsstörung) und Schlafproblemen zu einer verkürzten Einschlaflatenz und meist zu einer längeren Gesamtschlafdauer führen. Eine optimale Dosierung und der ideale Einnahmezeitpunkt setzt idealerweise die Bestimmung des DLMO voraus [15].

4.9 L-Tryptophan

L-Tryptophan ist nicht verschreibungspflichtig. Es ist als Arzneimittel und als Nahrungsergänzungsmittel im Handel.

Vergleiche hierzu auch die Unterschiede Arzneimittel, und Nahrungsergänzungsmittel/Lebensmittel (NEM/LM) im → Kapitel 4.8 Melatonin.

4.9.1 Häufig gestellte Fragen

Für wen ist L-Tryptophan geeignet?

Versuch auf Wunsch des Patienten bei leichten Schlafstörungen. Wirksamere Alternativen vorhanden.

Für wen ist L-Tryptophan nicht geeignet?

- Schwangerschaft/Stillzeit: es liegen keine Daten vor.
- Tryptophan wirkt sympathomimetisch, daher Vorsicht bei Hypertonikern

Wie lange kann L-Tryptophan eingenommen werden?

- Es liegen keine Untersuchungen zur Langzeitanwendung vor. Nach ca. vier Wochen sollte die Notwendigkeit der Therapie geprüft werden
- Tryptophan führt nicht zu einer Abhängigkeit
- Tryptophan selbst aktiviert das abbauende Enzym Tryptophan-Pyrrolase. Bei hohen Konzentrationen wird daher u. U. mehr von der Aminosäure abgebaut als zugeführt wird. Eine Therapiepause kann sinnvoll sein [3]

Einnahmehinweise

L-Tryptophan wird circa eine halbe Stunde vor dem Schlafengehen eingenommen.

Sonstiges: Tryptophan-Oxitriptan-Skandal

Ende 1989 wurden Tryptophan-haltige Schlafmittel und 1992 auch das Abbauprodukt Oxitriptan (5-HTP) wegen des Eosinophilie-Myalgie-Syndroms (EMS) vom Markt genommen. EMS zeichnet sich durch starke Muskelschmerzen, schwere Hautveränderungen und zum Teil irreversible auch tödliche Organerkrankungen aus, die vermutlich auf verunreinigtes Tryptophan zurückzuführen waren [4]. Die nachfolgende gerichtlich durchgesetzte Wiederzulassung von L-Tryptophan als Schlafmittel wurde seinerzeit sehr kritisch beurteilt [5].

4.9.2 Die Fakten

Tryptophan (Abbildung 4.8) ist eine essenzielle Aminosäure mit einem aromatischen Indol-Ringsystem. Tryptophan ist wichtiger Bestandteil von Proteinen und besitzt eine hohe Bedeutung als Vorstufe biogener Amine wie Serotonin und Melatonin und als Provitamin für Vitamin B3 (Niacin).

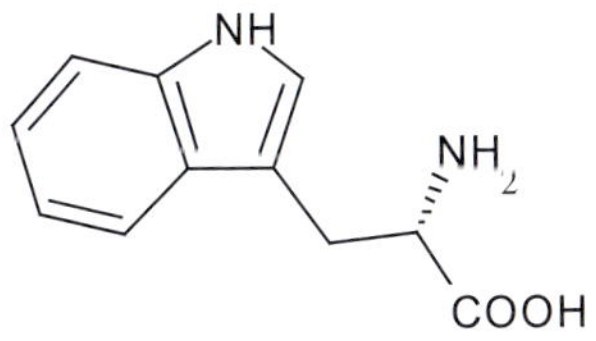

Abbildung 4.8: Tryptophan. Formeln © ABDATA Pharma-Daten-Service

L-Tryptophan → 5-Hydroxytryptophan (Oxitriptan) → Serotonin
→ N-Acetylserotonin → Melatonin

Es wird angenommen, dass Schlafstörungen durch einen Mangel an Serotonin verursacht werden. Da L-Tryptophan eine Vorstufe bei der Synthese von Serotonin ist, soll durch ein erhöhtes Angebot an Tryptophan die Serotonin-Syntheserate gesteigert werden. Dies ist allerdings eine hypothetische Annahme, die nicht durch valide Untersuchungen belegt werden konnte.

Die Aminosäure wird durch die Nahrung in Form von spaltbaren Proteinen und Peptiden zugeführt. Reich an gebundenem Tryptophan (> 200 mg/100g) sind Sojabohnen, Kakaopulver, Cashew-Kerne, rohes Hähnchenbrustfilet, rohes Schweinefleisch und getrocknete Erbsen [1].

Laut der Zulassung soll L-Tryptophan die Schlafbereitschaft fördern und das Einschlafen erleichtern.

Pharmakokinetik

Tryptophan wird über ein aktives Transportsystem quantitativ resorbiert. Störungen bei der Resorption und dem Transport können sich in schweren Krankheitsbildern (Hartnup-Syndrom, Blaue Windel-Syndrom) äußern. Die Aminosäure liegt nur zu 15 Prozent frei im Plasma vor, sie wird zu 85 Prozent an Serumproteine (Serumalbumin) gebunden. Nur ein kleiner Anteil des zugeführten Tryptophans (1-2 Prozent) wird in Dünndarmzellen, in Thrombozyten und Mastzellen sowie im ZNS über 5-Hydroxy-Trytophan zu Serotonin umgewandelt. Der größte Teil wird vorwiegend in der Leber über den Tryptophan/Nicotinsäureweg und nicht über CYP -Enzyme abgebaut.

Tabelle 4.10 fasst die pharmakokinetischen Daten zu L-Tryptophan zusammen.

Tabelle 4.10: Pharmakokinetische Daten zu L-Tryptophan

Merkmal	L-Tryptophan
HWZ	2,5 h
Bioverfügbarkeit	Nahezu quantitativ, davon wird jedoch nur ein kleiner Teil zu Serotonin umgewandelt
Elimination	Abbauprodukte renal
tcmax	1-2 h
Eiweißbindung	85 %
Übliche Dosierung	500-1000 (2000) mg

Wichtige Kontraindikationen

Wichtige Kontraindikationen sind:

- schwere Leberinsuffizienz, hepatische Enzephalopathie
- schwere Nierenerkrankungen und Niereninsuffizienz

- Hedinger-Syndrom (rechtsventrikuläre Endokardfibrose im Rahmen einer Karzinoiderkrankung)
- Kombination mit MAO-Hemmern oder SSRI

Gelegentliche UAW
Schwindel, Kopfschmerzen, Lichtempfindlichkeit, bei Hypertonikern Blutdrucksenkung beobachtet.

Wechselwirkungen
- Wirkverstärkung von Arzneimitteln mit hoher Eiweißbindung (z. B. Digitoxin) wegen Verdrängung
- Wirkabschwächung von Levodopa (L-DOPA) durch Kompetition bei Resorption und Transport
- Risiko eines Serotonin-Syndroms bei Komedikation mit MAO-Hemmern oder SSRI
- Bei Komedikation mit Phenothiazinen/Benzodiazepinen gesteigertes sexuelles Verlangen, reversible Dyskinesien und Parkinson-ähnliche Symptome möglich
- Bei Komedikation mit Opiaten verminderte Toleranzentwicklung

Maßnahmen bei Überdosierung
Als essenzielle Aminosäure zeigt Tryptophan eine sehr geringe akute Toxizität.

Bei einem Serotonin-Syndrom ist eine symptomatische Therapie angezeigt.

4.9.3 Beurteilung

Es liegen nur wenige Studien zur Beurteilung von Tryptophan in der Behandlung von Schlafstörungen vor. Die hypnotische Potenz ist gering und Plazebo häufig nur leicht überlegen.

Die aktuelle Leitlinie der AWMF [8] sieht den Einsatz von Tryptophan daher nicht vor. Möglicherweise zeigen sich Vorteile bei Patienten in Schichtarbeit und zum Ausgleich eines serotonergen Defizits bei Suchtpatienten [9, 10].

4.10 Oxitriptan – 5-HTP

5-HTP (Oxitriptan) wird als Nahrungsergänzungsmittel/Lebensmittel für besondere medizinische Zwecke angeboten. Die Substanz ist ein Abbauprodukt von → Tryptophan (Kapitel 4.9 L-Tryptophan) und eine direkte Vorstufe von Serotonin im Stoffwechsel. Oxitriptan wird nahezu vollständig zu Serotonin metabolisiert und unterscheidet sich dadurch wesentlich vom Tryptophan, bei dem nur ein geringer Anteil diesen Weg nimmt. Daher ist die empfohlene Dosierung (maximal 200-300 mg/Tag) auch wesentlich geringer als bei Tryptophan und könnte bei Überdosierung möglicherweise häufiger ein Serotonin-Syndrom verursachen.

Oxitriptan wird aus den Samen der afrikanischen Schwarzbohne *Griffonia Simplicifolia* isoliert, L-Trypthophan wird chemisch synthetisiert. Es wird eine stimmungsaufhellende, beruhigende und gewichtsreduzierende Wirkung angenommen.

Oxitriptan war bis 1992 als Arzneimittel zugelassen, wurde aber wegen schwerer UAW, die vermutlich durch Verunreinigungen hervorgerufen wurden (→ Kapitel 4.9.1 Häufig gestellte

Fragen, Sonstiges) vom Markt genommen. Wie auch für Tryptophan fehlen solide Studien zur Wirksamkeit und Unbedenklichkeit.

4.11 Pflanzliche Sedativa/Hypnotika

Phytotherapeutika haben eine lange Tradition in der Behandlung von nervösen Unruhestörungen und Einschlafstörungen. Sie sind in aller Regel gut verträglich, haben kein Abhängigkeitspotenzial, aber allerdings auch eine eher geringe Wirkung im Vergleich zu anderen Schlafmitteln oder Plazebo. Seit 2004 bewertet der Ausschuss für pflanzliche Arzneimittel (HMPC) der europäischen Arzneimittelagentur (EMA) verfügbare wissenschaftliche Daten zu pflanzlichen Stoffen, Zubereitungen und deren Kombinationen im „traditional use" [10]. Unabhängig davon sind einige Präparate beim BfArM zugelassen beziehungsweise registriert.

In Frage kommen Extrakte aus Baldrian, Melisse, Hopfen und Passionsblume sowie deren Kombinationen. Lavendel wird nur bei Unruhezuständen mit ängstlicher Verstimmung eingesetzt, kann dadurch ggf. auch zum gesunden Schlaf beitragen. Dies gilt in gleicher Weise für Rosenwurzelstock und grünem Hafer aber auch für in dieser Indikation ungewöhnliche Pflanzen wie Lindenblüten oder Weißdorn [10].

Auf dem Markt sind zahlreiche standardisierte Arzneimittel, aber auch Tees und Nahrungsergänzungsmittel (siehe hierzu auch Unterschied Arzneimittel/Nahrungsergänzungsmittel → Kapitel 4.8 Melatonin).

Phytopharmaka können nicht direkt anhand ihres Gehalts an Trockenextrakt verglichen werden, da u. a. das angewandte Extraktionsverfahren die Wirksamkeit der Inhaltsstoffe beeinflusst.

4.11.1 Häufig gestellte Fragen

Welche Produkte können wem empfohlen werden?

- Pflanzliche Therapeutika können allen Patienten ab 12 Jahren (Kytta Sedativum zur Nacht ab drei Jahren) mit leichten oder unruhebedingten Schlafstörungen empfohlen werden. Flüssige Präparate enthalten Alkohol und sind daher für Alkoholiker/Kinder/Lebererkrankte nicht geeignet. Tees haben keine standardisierten Inhaltsstoffe und bei NEM sind Gehaltsabweichungen von 50 Prozent erlaubt.
- Trotz unklarer Studienlage zur Effektivität ist eine Empfehlung wegen der geringen UAW (keine Hang over, keine Sturzgefahr, kein Einfluss auf Schlafstadien) vertretbar und ein Therapieversuch gerechtfertigt.

Für wen sind diese Präparate nicht geeignet?

Da die Wirkung erst langsam einsetzt, sind die Präparate nicht für eine Akutbehandlung geeignet.

Bislang liegen keine Anhaltspunkte für Risiken in der Schwangerschaft und in der Stillzeit vor. Da eine konkrete Nutzen-Risiko-Abwägung fehlt, sollten die Produkte in der Schwangerschaft und Stillzeit nicht angewendet werden.

Wie lange können Phytotherapeutika eingenommen werden?
Die Präparate können auch über einen längeren Zeitraum eingenommen werden. Um eine optimale Wirkung zu erzielen, sollte eine Therapiedauer von mindesten zwei bis vier Wochen angestrebt werden.

Was sind die häufigsten Anzeichen einer UAW?
Phytotherapeutika werden im Allgemeinen sehr gut vertragen. Erste Anzeichen einer Unverträglichkeit können sich in allergischen Reaktionen äußern.

Sicherheitshinweise
Auch Phytotherapeutika können unter Umständen, wenn auch in seltenen Fällen, die Fahrtüchtigkeit und das Bedienen von Maschinen insbesondere in Kombination mit Alkohol beeinträchtigen.

Einnahmehinweise
- Bei Schlafstörungen werden die Präparate eine halbe bis eine Stunde vor dem Schlafengehen eingenommen, zur Behandlung von leichter nervöser Anspannung über den Tag verteilt bis zu 3-mal täglich. Falls notwendig, kann zusätzlich eine Dosis bereits früher im Verlauf des Abends eingenommen werden.
- Die Wirkung setzt nicht sofort ein und wird nur bei regelmäßiger Einnahme über bis zu vier Wochen erzielt.
- Die schlafanstoßende Wirkung von Baldrian ist nur bei einer ausreichend hohen Dosierung von 400-800 mg je nach Extraktionsverfahren gewährleistet. Ethanolische Extrakte zeigen eine bessere Effektivität als wässrige, was möglicherweise auf höhere Konzentrationen von lipophilen Fraktionen liegt, die besser und schneller die Blut-Hirnschranke passieren können als hydrophile Fraktionen [11].
- Teezubereitungen [6]
  - Baldrian, Hopfen: kochendes Wasser, 10 bis 15 Minuten ziehen
  - Melisse, Passionsblume: kochendes Wasser, 5 bis 10 Minuten ziehen

4.11.2 Die Fakten

Schlafmodulierende Effekte/Mechanismen der Phytotherapeutika können bislang nicht eindeutig deren Inhaltsstoffen zugeordnet werden. Die Schlafphasen scheinen durch Phytotherapeutika nicht beeinflusst zu werden. Verbessert werden Einschlafzeit, Zunahme der tiefen Schlafstadien, Schlafqualität und Gesamtbefindlichkeit. Dies ist allerdings bei der Betrachtung der vermuteten Wirkmechanismen (siehe Tabelle 4.11) bemerkenswert, da eine GABA-erger Mechanismus wie bei den Benzodiazepinen die Schlafstadien beeinträchtigt. Für Baldrian wurde eine weiterer Wirkmechanismus, nämlich die agonistische Wirkung auf Adenosin-1-Rezeptoren (→ siehe auch Kapitel 1.7.3 Coffein) angenommen. Noch weniger geklärt ist die Wirkung von Hopfen, aus dessen Inhaltsstoffen Humulon und Lupulon das sedierende Abbauprodukt 2-Methyl-3-buten-2 ol gebildet werden kann [6]. Der Gehalt ist allerdings so gering, dass er vermutlich nur unwesentlich zur Wirkung beitragen kann. Daher werden auch beim Hopfen weitere Wirkmechanismen vermutet. Tabelle 4.11 stellt vier häufig verwendete pflanzliche Sedativa und ihre vermuteten Wirkungen zusammen.

Tabelle 4.11: Melisse, Baldrian, Hopfen und Passionsblume mit ihren vermuteten Wirkungen

Arzneipflanze	Abbildung	Vermutete Wirkung
Melisse Melissa officinalis	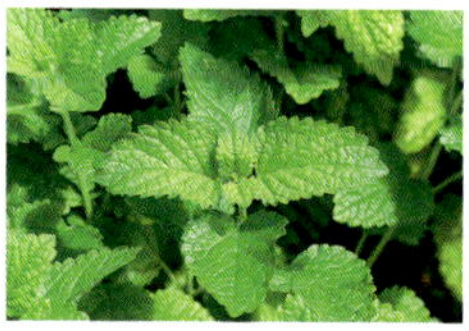	Hemmende Wirkung auf GABA-Transaminase, die für den Abbau von GABA verantwortlich ist. [9]
Baldrian Valeriana officinalis	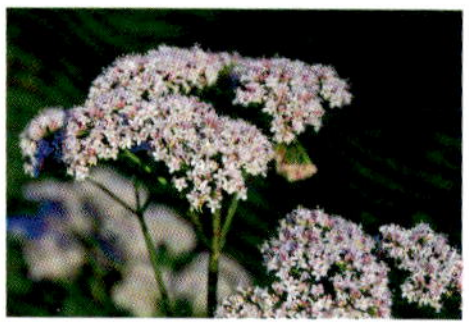	Wechselwirkungen mit dem GABA-ergen System Agonismus am A1-Adenosin-Rezeptor HT1Arezeptor [5]
Hopfen Humulus lupulus	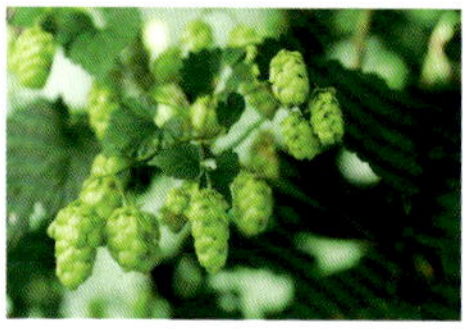	Wechselwirkungen mit dem GABA-ergen System Agonismus am Melatonin-Rezeptor (ML1 und ML2) Bindung an Serotonin-Rezeptor-Subtypen (5-HT4e, 5-HT6 und 5-HT7) [5]
Passionsblume Passiflora incarnata	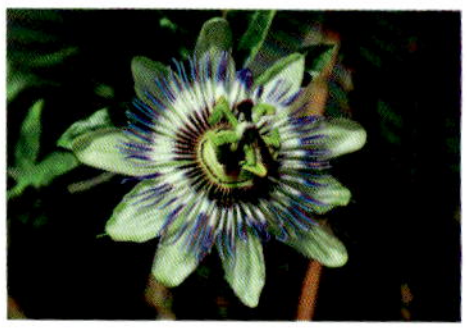	Wechselwirkungen mit dem GABA-ergen System [8]

Fotos: Getty Images/iStockphoto

Häufige UAW
Gelegentlich allergische Reaktion, intestinale Beschwerden wie Bauchkrämpfe und Übelkeit.

Wichtige Wechselwirkungen
Zu pharmakologischen Wechselwirkungen liegen keine Hinweise vor. Die Kombination mit synthetischen Beruhigungs-/Schlafmittel wird allerdings nicht empfohlen.

Maßnahmen bei Überdosierung
Spezielle Maßnahmen sind nicht bekannt.

Pharmakokinetik
Daten zur Pharmakokinetik sind nicht verfügbar.

4.11.3 Beurteilung

Zur Beurteilung der Effektivität von Phytotherapeutika in der Behandlung von Schlafstörungen liegen wenige Meta-Analysen vor, deren methodische Qualität als eher schlecht zu beurteilen ist. Baldrian zeigt darin eine geringe Überlegenheit gegenüber Plazebo.

Demgegenüber stehen die bereiten empirischen Erfahrungen mit positiver Bewertung und der nebenwirkungsarme Einsatz dieser Präparate, die einen Behandlungsversuch bei leichten Schlafstörungen durchaus rechtfertigen.

4.12 Homöopathische Mittel

Die Empfehlung für ein homöopathisches Mittel setzt eine eingehende Befragung nach dem Wann? und dem Warum? voraus, beispielsweise

- Wie lange bestehen die Schlafstörungen?
- Ein- oder Durchschlafstörungen?
- Wann ist der Schlaf ungestört?
- Gibt es einen erkennbaren Grund?
  - Grübeln
  - Stress, Ärger, Probleme
  - Unruhe, Nervosität
  - Schichtarbeit, Jetlag
  - Erschöpfung
  - Aufgeregte Erwartungen (Reisefieber, Prüfungen)
- Eine Indikation ist für diese Produkte wegen der Zulassung gemäß der anthroposophischen Menschen- und Naturerkenntnis als homöopathisches Arzneimittel nicht angegeben, daher ist die Beratung durch den Apotheker ein wichtiges Instrument.
- Homöopathische Arzneimittel eignen sich bei ausgewählten Patientengruppen mit naturheilkundlicher Ausrichtung bei leichten Beschwerden. Im Zweifel sollte jedoch über Therapiealternativen aufgeklärt werden. Krankheitsbedingte Ursachen müssen in jedem Fall ausgeschlossen.
- Bei der Anwendung homöopathischer Mittel gibt es praktisch keine Restriktionen hinsichtlich Alter, Schwangerschaft, Stillzeit, Komedikationen oder Organinsuffizienzen oder Therapiedauer. Mit UAW muss nicht gerechnet werden. Es sollte allerdings eine mögliche Unverträglichkeit auf Hilfsmittel wie Laktose bei festen Arzneiformen oder Alkohol bei flüssigen Zubereitungen ausgeschlossen werden.
- Ein Problem ist die Auswahl der jeweiligen Potenz, da es keine verbindlichen Regeln hierfür gibt. Die optimale Potenz ist von individuellen Faktoren abhängig. Eine pragmatische Herangehensweise ist die Wahl „gebräuchlicher" Potenzen, wie D6 oder D12.
- In Frage kommen Mono- oder auch Komplexpräparate, wobei die Empfehlungen je nach Quelle stark variieren. Tabelle 4.12 nennt häufig verwendete homöopathische Monopräparate zur Schlafunterstützung.

Tabelle 4.12: Homöopathische Mittel zur Schlafunterstützung [4]

Präparate	Anwendung
Argentum nitricum	Schlaflosigkeit durch Aufregung vor wichtigen Terminen oder Prüfungen
Arnica	Nach schwerer körperlicher Anstrengung
Avena sativa	Nervöse Erschöpfungszustände
Chamomilla	Nervöse Schlaflosigkeit
Cocculus	Schichtarbeit, Jetlag
Coffea	Schlaflosigkeit als Folge eines wachen Gedankenzuflusses
Ignatia	Schlaflosigkeit als Folge einer Enttäuschung, z. B. Liebeskummer
Passiflora	Schlaflosigkeit
Valeriana	Schlaflosigkeit bei allgemeiner Unruhe
Zincum valerianicum	Nervöse Schlaflosigkeit

Während der Therapie sollte möglichst auf Reiz- und Genussmittel sowie ätherische Öle wie z. B. Menthol, verzichtet werden. Ätherische Öle sind neben Bonbons häufig auch in Zahnpasta enthalten, dem Kunden kann daher ein Homöopathie verträgliches Produkt für die Zahnpflege empfohlen werden.

Die Einnahmehinweise für Globuli, der häufigsten Arzneiform, lauten jeweils 3 mal täglich

- 5 bis 10 Globuli
- 1 Tablette
- 5 bis 10 Tropfen
- Hochpotenzen werden niedriger dosiert als Niedrigpotenzen.

4.12.1 Beurteilung

Die Studienlage zur Wirksamkeit homöopathischer Mittel zur Behandlung von Schlafstörungen ist insgesamt als schwach zu bezeichnen, wobei die Studienqualität (insbesondere die kleinen Fallzahlen) bemängelt werden [1, 2, 3] und vielfach ein Plazeboeffekt vermutet wird.

4.13 Vitamine

Es sind keine Vitaminpräparate für die Behandlung von Schlafstörungen zugelassen, wohl aber sind zahlreiche NEM auf dem Markt, die eine Verbesserung der Schlafqualität versprechen. Sie enthalten meist Vitamin B6, B12und Vitamin D, oftmals auch als Kombinationspräparate. Die Qualität der vorliegenden Studien zum Einsatz von Vitaminen in dieser Indikation muss aber eher als schlecht beurteilt werden. Sie werden von Fachgesellschaften daher auch nicht empfohlen.

In der Regel ist bei ausgewogener Ernährung keine Ergänzung der täglichen Vitaminzufuhr notwendig. Eine Überdosierung oder falsche Kombination von Präparaten kann daher u. U. mehr schaden als nutzen.

Vitamin B6 (Pyridoxin) soll zu einer verlängerten REM-Phase und einem besseren Erinnerungsvermögen an Träume beitragen [1]. Vitamin B6 spielt in Form von Pyridoxal-5-Phosphat als Coenzym vieler Enzyme eine wichtige Rolle, so zum Beispiel bei der Synthese biogener Amine (Serotonin, GABA, Histamin, Tyramin, Tryptamin, Dopamin) und der Beteiligung am Tryptophanstoffwechsel. In diesem Zusammenhang wäre einen Einfluss auf die Schlafqualität denkbar. Bei Vitamin B Komplex Präparaten kann die Wirkung von Pyridoxin möglicherweise negativ beeinflusst werden [1]. Pyridoxin hat ein breites therapeutisches Fenster. Allerdings kann die langfristige Einnahme in Dosen über 50 mg/Tag sowie die kurzfristige Einnahme (2 Monate) von Dosen über 1 g/Tag zu neurotoxischen UAW (sensorische Polyneuropathie, Ataxie, Krämpfe bei sehr hohen Dosen) führen.

Die Studienlage zum Einfluss von **Vitamin B12 (Cyanocobalamin)** auf die Schlafqualität ist uneinheitlich [5]. Es werden regulatorischen Mechanismen im Schlaf-Wach-Zyklus vermutet. Oral appliziertes Vitamin B12 hat nur eine sehr geringe Bioverfügbarkeit und überdies ein breites therapeutisches Fenster. Eine mögliche Überdosierung mit Nebenwirkungen ist daher sehr unwahrscheinlich.

In einer Metaanalyse konnte für **Vitamin D (Ergocalciferol = Vitamin D2, Colecalciferol=-Vitamin D3)** eine Assoziation zwischen einem niedrigen Vitamin D Mangel < 20 ng/ml und Schlafstörungen gezeigt werden. Eine Vitamin Supplementation führt zu einer Verlängerung der Schlafdauer, Verbesserung der Schlafqualität und verkürzte die Einschlafphasen [2, 4]. In einer Studie bei Kindern konnte ein ähnlicher Effekt gefunden werden [3]. Vitamin D zählt zu den fettlöslichen Vitaminen und hat ein relativ schmales therapeutisches Fenster. Überdosierung führt durch einen Anstieg von Phosphat im Serum und Harn zu einem Hyperkalzämiesyndrom (Phosphatspiegel im Serum und Harn sind erhöht) mit Calciumablagerungen im Gewebe, den Nieren und Gefäßen. Die Symptome sind unspezifisch (u. a. gastrointestinale Störungen, Anorexie, Mattigkeit, Kopf-, Muskel- und Gelenkschmerzen, Muskelschwäche, Schläfrigkeit).

5 Hausmittel und Schlafhygiene

5.1 Schlafhygiene

Die wichtigste Maßnahme zur Vermeidung von Schlafproblemen ist die Schlafhygiene → siehe auch Kapitel 1.6 Licht und andere äußere Rahmenbedinungen, um einen erholsamen Schlaf zu unterstützen. Hierzu sind einfache Regeln empfohlen. Eine medikamentöse Behandlung sollte die letzte Option bleiben.

Optimale Umgebungsbedingungen

- Gutdurchlüfteter Schlafraum mit angenehmer, ruhiger Atmosphäre (Wohlfühloase) und guter Qualität der Matratze, um muskuläre/orthopädische Beschwerden zu vermeiden.
- Schlafraum abdunkeln, da Licht die Melatoninausschüttung bremst.
- Blaulichtquellen (LED-Beleuchtung, Handy, Tablett, Fernseher, ...) vermeiden, da auch sie die Melatoninausschüttung beeinflussen.
- Raumtemperatur individuell 18-20 °C anpassen. Generell stört Schwitzen oder Frieren den Schlaf → siehe auch unten, Kälte/Wärme

Verhalten und Rituale

- Einschlafrituale festlegen und feste Uhrzeiten einhalten
- Extensive Mediennutzung vor dem Schlafengehen vermeiden
- Geistige Anstrengungen vor dem Schlafengehen reduzieren
- Auf Mittagsschlaf verzichten (ausgenommen power naps)
- Bewegung an der frischen Luft, jedoch keine anstrengende sportliche Betätigung o. ä. in den letzten beiden Stunden vor dem Schlafengehen
- Ggf. Entspannungsübungen, Entspannungsmusik, Hörbücher, Lesen, Fantasiereisen, Meditation, Atemübungen, Führen eines Tagebuches um den Tag gedanklich abschließen zu können
- Coffein vor dem Schlafengehen vermeiden → Kapitel Genussmittel
- Alkohol nicht als Schlafmittel einsetzen → Kapitel Genussmittel
- Üppige/schwere Mahlzeiten am Abend vermeiden (Faustregel: Schwerverdauliches, kohlenhydrat- und fettreiches Essen mit Abstand von mindestens vier Stunden, Leichtverdauliches bis zu zwei Stunden vor dem Schlafengehen konsumieren)
- Siehe auch → Infokasten 3.4 Instruktionen zur Stimuluskontrolle
- Nachts nicht die Uhrzeit kontrollieren (beste Methode, um wach zu bleiben sind die Fragen, wie lange man schon wach im Bett liegt oder wieviel Zeit noch bis zum Aufstehen verbleibt)

Sonstige

- Bei Einnahme von anregenden Medikamenten ggf. Alternativen oder Einnahmezeiten mit dem Arzt besprechen
- Hausmittel

5.2 Hausmittel

Es gibt zahlreiche Hausmittel, die bei Einschlafproblemen helfen sollen. Wissenschaftliche Untersuchungen zum Nutzen dieser Maßnahmen liegen zwar nicht vor, aber traditionelle Erfahrungen (Erfahrensevidenz) räumen ihnen einen hohen Stellenwert ein, zumal kaum unerwünschte Wirkungen zu erwarten sind. Oft sind sie Teil eines Einschlafrituals.

Wärme

Ein warmes Bad, eine warme Dusche oder ein Fußbad kann die Einschlafzeit verkürzen und die Schlafeffizienz verbessern. Wärme erweitert die peripheren Blutgefäße, so dass mehr Wärme an die Umgebung abgegeben werden kann und dadurch die Körpertemperatur sinkt. Dies fördert die physiologische Absenkung der Körpertemperatur (0,5 – 1,0 °C) in der Nacht. Zudem entspannt die Wärme die Muskeln und senkt den Blutdruck. Bei Hypotonikern sind kalte Füße schlafhindernd. Hier können Bettsocken, eine Wärmflasche oder ein erwärmtes Körnerkissen Abhilfe leisten.

Heiße Milch mit Honig

Milch enthält das Hormon Melatonin und die Aminosäure Tryptophan. Beide sind schlaffördernde Substanzen. Allerdings ist der Gehalt gering und kaum für die pharmakologische Wirkung verantwortlich. Eher kann die warme Milch mit Honig am Abend als Teil eines Einschlafrituals hilfreich sein. In der Regel werden etwa 250 ml warme Milch mit 2 Esslöffeln Honig gesüßt und schluckweise getrunken.

Tee

Indikationen zu Teezubereitungen werden im Wesentlichen empirisch gefunden. In Frage kommen vor allem Baldrianwurzel, Melissenblätter, Passionsblumenkraut, Hopfenzapfen, grüner Hafer aber auch laut der HMPC der EMA Weißdornblätter mit Blüten und Lindenblüten [8]. Zu Phytotherapeutika siehe auch → 4.11 Pflanzliche Sedativa/Hypnotika

Die Arzneibücher aus Österreich [6] und der Schweiz [7] enthalten jeweils eine Monographie für eine sedierende Teemischung (Tabelle 4.13).

Generell gilt allerdings die Regel, gleiche Teezubereitungen vor allem in der Schwangerschaft nicht im Dauergebrauch anzuwenden.

Tabelle 4.13: Sedierende Teemischungen aus den Arzneibüchern Österreichs und der Schweiz

ÖAB	Ph. Helv.
Aufguss von 1,5 g auf 1 Teetasse.	Aufguss von 2 g auf 1 Teetasse.
60 Teile Baldrianwurzel	25 Teile Baldrianwurzel
10 Teile Melissenblätter	15 Teile Anis
10 Teile Pfefferminzblätter	20 Teile Orangenblüten
10 Teile Orangenblüten	20 Teile Passionsblume
10 Teile Pomeranzenschale	10 Teile Melissenblätter
	10 Teile Pfefferminzblätter

Bei der chronischen Anwendung von Baldrian können als Nebenwirkung u. a. Kopfschmerzen und eine Hepatotoxizität auftreten. Das skandinavische Porphyriezentrum (NAPOS = Norwegian Porphyria Centre (NAPOS) und das Porphyria Centre Sweden schließt einen Zusammenhang einer Porphyrie und dem Konsum von Baldrian bei Risikopatienten nicht aus [10].

Aromatherapie
Ätherische Öle können zur Entspannung beitragen und somit eine schlafanstoßende Wirkung haben. Es wird ein Effekt auf das limbische und olfaktorische System angenommen, der eine Wirkung auf den Gemütszustand haben soll. Wichtig dabei ist, dass der Duft des eingesetzten Öls positive Assoziationen erweckt und die Aromatherapie fester Bestandteil eines konditionierten Einschlafrituals wird. Verwendung finden beispielsweise Lavendel, Rosmarin, Geranium, Ylang-Ylang, Bergamotte, römische Kamille, Neroli, Rosenwurz, Palmarosa, Bitterorange, Jasmin oder auch Vanille, einzeln oder in Kombination.

Ätherische Öle werden eingesetzt als Badezusätze, in Duftlampen, Verneblern Duftkissen oder werden im einfachsten Fall auf Stoff aufgeträufelt. Es sollen lediglich Duftanreize geschaffen werden, eine Dauerbeduftung durch Vernebler oder Duftsteine ist daher nicht zu empfehlen.

Ätherische Öl werden in konzentrierter Form angeboten. Unverdünnt können sie sie zu Hautreizungen führen. Bei Babys und Kleinkindern und Patienten mit Asthma können ätherische Öle zu Atemnot führen. Vorsicht ist ebenso geboten bei Bädern, wenn ein Herz-Kreislaufproblem vorliegt, bei Krampfadern und bei fiebrigen Infekten. Allergische Reaktionen können bei Hautkontakt auftreten. Im Allgemeinen haben ätherische Öle nur geringe Nebenwirkungen, sie wurden daher von der amerikanischen FDA in die GRAS-Liste (Generally Recognized As Safe) aufgenommen. Die Anwendung von Lavendel (und Teebaumöl) könnte allerdings bei Patienten mit Östrogen-abhängigen Tumoren problematisch sein, da in einer Studie bei wiederholtem Hautkontakt eine präpubertale Gynäkomastie aufgetreten war [2]. In diesem Zusammenhang wird auch Hopfen erwähnt [9].

Zur Effektivität der Aromatherapie liegen Meta-Analysen [3, 5] mit dem Ergebnis einer signifikanten Schlafverbesserung vor. Am günstigsten war die Wirkung von Lavendel.

Apfelessig
Sollte die Ursache der Einschlafprobleme ein zu spätes und/oder zu üppiges Abendessen sein, wird als Hausmittel gelegentlich Apfelessig empfohlen, der die Verdauung fördern soll. Apfelessig wird mit kaltem oder lauwarmem Wasser verdünnt (2 Teelöffel Apfelessig in 200-250 ml Wasser) gesüßt mit einem Teelöffel Honig getrunken. Allerdings hat die Europäische Lebensmittelsicherheitsbehörde EFSA für diese Wirkung keine ausreichenden Belege gefunden [1].

Bananenwasser
Ein Tee aus Banane und Zimt gilt derzeit im Internet als Wundermittel bei Schlaflosigkeit. Er wird hergestellt aus einer geschälten reifen Banane, die 10 Minuten in einen Liter kochendes Wasser aufgebrüht und mit Zimt verfeinert wird. Das warme Getränk soll schlaffördernd und durch den Magnesiumgehalt der Banane muskelentspannend wirken, Belege dafür existieren allerdings nicht.

Einschlafen dank Coffein

Auch wenn es paradox klingt, Kaffee kann insbesondere bei älteren Menschen beim Einschlafen helfen. Ein Versuch wäre es wert. Dabei hilft die Frage, wie der Kaffegenuss am Tag empfunden wird → Kapitel Genussmittel Coffein

6 Ausblick

Besser Schlafen, welcher schlecht schlafender Patient wünscht sich das nicht sehnlichst? Besonders dann, wenn er öfter und unter gravierenden Schlafstörungen leidet. Ohne es auszusprechen, bringt jeder Ratsuchende die Frage mit in die Apotheke oder in die Arztpraxis: Wie schwerwiegend wirken sich meine Schlafprobleme, die mein Wohlbefinden ohnehin beträchtlich mindern, auf meine verbleibende Lebenserwartung aus? Werden ihm die unausbleiblichen negativen Wechselbeziehungen mit seinen sonstigen Krankheiten und Leiden – seien es überwiegend organische oder/und mentale – transparent und ungeschönt aufgezeigt, steigt in demselben Ausmaß seine Motivation, umgehende und möglichst umfassende therapeutische Hilfe zu suchen. Somit kommt der Apotheke eine Schlüsselrolle dabei zu, ihren Patienten mit behandlungsbedürftigen Schlafproblemen den erfolgversprechenden Weg zu einem erfreulicherem alltäglichen Befinden aufzuzeigen. Simultan eröffnet sie diesem Patientenkreis über die Verbesserung des Schlafs eine Perspektive zur bestmöglichen gesundheitlichen Verfassung zurückzukehren.

7 Glossar

Albträume
Sie finden sich auch in der Schreibweise „Albträume". Sie lassen sich oft nur schwer von Nachtängsten abgrenzen (vergleiche Tabelle). Während sie in früherer Zeit mit niedrig dosiertem Atropin und Scopolamin behandelt wurden, geht man sie in jüngster Zeit psychotherapeutisch mit Verfahren zur Stressreduktion an. (Zur Unterscheidung von Nachtangst siehe Tabelle 7.1.)

Biologischer Rhythmus („Biorhythmus")
- **ultradian**: Biologischer Rhythmus mit einer Periodenlänge deutlich unter 24 Stunden
- **zirkadian**: Biologischer Rhythmus mit einer Periodenlänge von etwa 24 Stunden
- **infradian**: Biologischer Rhythmus mit einer Periodenlänge von über 24 Stunden

EEG (Elektro-Enzephalogramm), auftretende elektrische Wellen und ihre Charakterisierung
- **Alpha-Wellen**: Wellenart mit 9 bis 12 Hertz pro Sekunde; Alpha-Wellen treten im ruhigen und entspannten Wachzustand auf.
- **Beta-Wellen**: Wellenart mit 14 bis 35 Hertz pro Sekunde; Beta-Wellen treten im Wachzustand auf und deuten auf eine allgemeine Aktivierung der zentralnervösen Tätigkeit hin.
- **Delta-Wellen**: Wellenart mit weniger als vier Schwingungen pro Sekunde; Delta-Wellen treten im Tiefschlaf auf, deshalb auch Delta-Schlaf genannt.
- **Theta-Wellen**: Wellenart mit 4 bis 7 Schwingungen pro Sekunde; Theta-Wellen treten in allen Schlafstadien auf.

Einnässen
Eine Enuresis nocturna tritt vor allem im Vorschulalter auf (bei 25 Prozent der Vierjährigen, dabei Jungen doppelt so häufig betroffen). Neben eventuellen psychischen Problemen liegt hier eine Aufwachstörung vor. Nach einer sorgfältigen körperlichen Untersuchung zum Ausschluss organischer (Co-)Faktoren, kann das nächtliche Einnässen psychotherapeutisch mit einer angepassten Verhaltenstherapie und/oder medikamentös (Desmopressin, Imipramin...) behandelt werden.

Kleine-Levin-Syndrom
Diese Schlafanomalie wird auch als „Schneewittchen-Syndrome" oder „Sleeping-beauty-Syndrom" bezeichnet, das aber merkwürdigerweise hauptsächlich bei männlichen Jugendlichen um die 15 Jahre aufzutreten beginnt und sich etwa 10 Jahre hinziehen kann. Typisch für dieses Syndrom sind Perioden extremer Müdigkeit und Schlafzeiten bis über 20 Stunden täglich, die ihrerseits eine ganze Weile andauern können. Während der Wachphasen imponieren gesteigerter Appetit und Sexualtrieb, aber auch gelegentlich Lethargie, Licht- und Geräuschempfindlichkeit sowie eine erhöhte Reizbarkeit und eigentümlich kindliches Verhalten.

Nachtangst (Pavor nocturnus, sleep terror)
Unter Nachtangst-Episoden leiden in Deutschland rund drei Prozent der Kinder bis zu einem Alter von etwa 15 Jahren – Mädchen sind häufiger betroffen als Jungen. Die Störung bildet sich überwiegend binnen weniger Monate wieder zurück, wenn sie vor dem siebten Lebensjahr erstmalig auftritt; beginnt sie später, dauert sie meist auch länger. Das Phänomen tritt überwiegend im ersten Schlafdrittel auf und äußert sich durch abruptes Aufrichten, Schreien und erregte Versuche, das Bett oder Zimmer zu verlassen. Das Kind ist während dieser, nur wenige Minuten andauernden Erregtheitsphase, kaum weckbar und erinnert diese auch danach auch nicht. Im Grunde ist der Aufwach-Vorgang gestört; die Störung wird getriggert durch Übermüdung, ungewohnten Tagesablauf (Reisen und dgl.) und durchlebte Angstsituationen. Bei Kindern werden Nachtängste als nicht beunruhigend, sondern als ein normales Entwicklungsphänomen eingestuft. Bei Erwachsenen gilt Stress als hauptursächliche Ursache oder eine hirnorganische Erkrankung. Das adäquate elterliche Verhalten sollte bestehen in einer Sicherung von Fenstern, Türen, Treppen, Stellagen und dgl., Regelung des Tagesablaufs und Pflege einer angepasste Schlafhygiene und eventuell beruhigendes Zureden, jedoch ohne nutzlose Weckaktionen. Keinesfalls sollte das Kind bloßgestellt oder ihm die nächtlichen Vorgänge nacherzählt werden. Treten die Unruhe-Erscheinungen regelmäßig in festem Abstand zum Einschlafen auf, kann das Kind 15 bis 30 Minuten vor der erwarteten Nachtangst-Episode kurz geweckt werden. Schlafmittel sollten nur als Reserve erwogen werden.

Tabelle 7.1: Unterscheidung von Albtraum und Nachtangst

	Albtraum	Pavor nocturnus
Vorkommen	eher sporadisch	gelegentlich familiär gehäuft
In welchem Schlafstadium	REM-Phase/Traumphase	Binnen 1-2 Stunden nach dem Einschlafen
besondere Merkmale	schnell weckbar wird erinnert	kaum/schwer weckbar Erinnerung daran fehlt

Nächtliche Wadenkrämpfe
Das größte Problem damit ist, dass sie den Schlaf stören. Prädisponierend dafür sind unter anderem Alter über 60, Gefäßerkrankungen beispielsweise infolge von Diabetes, Schilddrüsenerkrankungen und nicht zuletzt Bewegungsmangel. Auch Medikamente, wie beispielsweise (Cholesterinsenker, Ovulationshemmer, Betablocker, ACE-Hemmer, ...) können nächtliche Wadenkrämpfe provozieren. Soforthilfe kann darin bestehen, die Wadenmuskulatur zu dehnen, indem die Zehen in Richtung Schienbein gezogen werden. Zusätzlich helfen Massage und Kühlung der Wadenmuskulatur und eine orale Magnesiumsubstitution.

Narkolepsie
Der deutsche Ausdruck dafür, „Schlafsucht", lässt nicht so deutlich erkennen, dass entsprechende Patienten tagsüber anfallsartig nahezu unkontrollierbar in den Schlaf fallen. Ihre starke Tagesmüdigkeit und ihr vehementer Schlafdrang sind vom Umfeld aber gut zu beobachten. Ferner leiden diese Patienten unter Halluzinationen und Bewegungsunfähigkeit, wenn sie aufwachen. Die Hälfte sackt auch unvermittelt zusammen – Kataplexie genannt -, was rein

emotional bedingt sein kann. Zugrunde liegt ein erhöhter REM-Schlaf-Druck, der von einem Verlust von Orexin-produzierenden Nervenzellen im Hirnstamm herrührt. Orexin aber hat einen starken Einfluss auf den Schlaf-Wach-Rhythmus. Narkolepsie-Anfällen kann der Patient entgegenwirken, indem er sich über den Tag verteilt kurze Schlafperioden („Nickerchen", eng. „Naps") sowie eine reichliche Nachtschlafdauer gönnt. Außerdem sollte er zu langweilige, aber auch stressende Situationen vermeiden. Auch coffeinhaltige Getränke wirken. Pharmakologisch bieten Modafinil-Präparate eine effektive Behandlungsalternative.

Fallen Menschen in eine Narkolepsie, ist bei ihnen in der Regel simultan ein signifikantes Orexin-Defizit festzustellen [21]). Außerdem konnte kürzlich gezeigt werden, dass die Ausschüttung von Orexin durch Leptin, das Satt-Hormon der Fettzellen, gehemmt wird. Immer deutlicher wird die stoffwechselfördernde (anabole) Funktion von Orexin, nämlich Erhöhung der Körpertemperatur, Gewichtsverlust, erhöhte Aufmerksamkeit und Wachheit etc.

Non-24: Schlaf-Wach-Rhythmusstörung bei völlig blinden Menschen
Ungefähr 50 Prozent aller völlig blinden Menschen ist von dieser ernsten Erkrankung betroffen unabhängig vom Alter und der Ursache der Erblindung. Die Innere Uhr dieser Menschen kann sich nicht an einen 24-Stunden-Rhythmus anpassen, weil der wesentliche Taktgeber „Tageslicht" infolge ihrer völligen Licht-Unempfindlichkeit nicht wahrgenommen werden kann. Es kommt dadurch zu immer stärkerer Verschiebung des inneren Rhythmus. Dadurch werden diese Patienten erst spät nachts müde, schlafen entsprechen lange und sind am Abend dann hellwach.

Periodische Beinbewegungen im Schlaf
(englisch: Periodic Limb Movement in Sleep (PLMS)
Bei diesem eigenständigen Syndrom handelt es sich um unwillkürliche intermittierende, periodische Beinbewegungen, um alternierende oder symmetrische Bewegungen mit einer Beugung des Knies und oder Hüftgelenke während des Schlafes (PLMS). Bei milden Formen ist nur eine Bewegung der Zehen und Füße beziehungsweise alternierende oder symmetrische Bewegungen zu beobachten. Die Ausprägung ist stark variabel. Das Auftreten ist häufig auch isoliert ohne begleitendes Restless-legs-Syndrom (RLS), Narkolepsie oder Schlafapnoe-Syndrom. Die Folge sind Schlafstörungen oder Tagesschläfrigkeit. Das PLMS ist nicht nur dann als pathologisch und behandlungsbedürftig zu werten, wenn ein Leidensdruck beim Patienten (oder gelegentlich auch beim Bettpartner) vorliegt. Das PLMS nimmt im Alter zu. Im Alter von über 50 Jahren sind bis zu 30 Prozent davon betroffen.

Pickwick-Syndrom
Es ist gekennzeichnet durch ein unvorhersehbares imperatives Einnicken. Letztlich ist das Pickwick-Syndrom auf eine insuffiziente Atmung und dem daraus resultierenden Sauerstoffmangel zurückzuführen. Die hier vorliegende Hypoventilation verursacht einen drastischen CO_2-Anstieg im Blut, der narkotisierend wirkt. Besonders betroffen sind stark bis übergewichtige Personen, weshalb eine beherzte Gewichtsreduktion hier sehr effektiv sein kann.

Restless Leg Syndrom (RLS)
Diese Schlafstörung ist gekennzeichnet durch einen Drang, die Beine in Ruhe und besonders vor dem Einschlafen zu bewegen. Angetrieben wird dieser vehemente Bewegungsdrang durch Missempfindungen oder Schmerzen in den Beinen und auch Armen, die sich durch Bewegung bessern. Bis zu zehn Prozent der bundesdeutschen Bevölkerung leiden unter RLS-Beschwerden, die familiär gehäuft, in der Schwangerschaft sowie bei anderweitig bedingtem Eisenmangel sowie bei Nierenerkrankungen auftreten können. Am stärksten sind die Symptome am Abend und nachts – mit Gipfeln zwischen Mitternacht und 4 Uhr –, sie lassen sich oft mit Antiparkinson-Medikamenten bessern.

Schlafphasen-Vorverlagerung
Bei dieser, im Englischen „Advanced Sleep Syndrome" genannten Abweichung von der Norm ist die Innere Uhr der betroffenen vorgestellt. Da diese Menschen sich früh am Abend schlafen legen und morgens zeitig wieder aufstehen, tragen sie auch die Bezeichnung „Lerchen". Ihre Leistungsfähigkeit tagsüber ist gut. Im beruflichen wie privaten Umgang mit Eulen-Menschen können jedoch gelegentlich Probleme auftauchen.

Schlaftrunkenheit
Sie besteht in einer markanten Verwirrtheit im Moment des Aufwachens, vor allem bei Kleinkindern. Es treten anfänglich sich wiederholende, teils unkoordinierte Bewegungen sowie Stöhnen, Schreien und Um-sich-Schlagen auf. In dieser Situation sind die Kinder nur sehr schwer weckbar, sie schlafen meist sogar binnen höchstens 30 Minuten wieder ein. Eine Unterscheidung von einer Nachtangst ist sehr diffizil.

Schlafwandeln
Der medizinische Fachausdruck hierfür ist „Somnambulismus". Vier- bis zwölfjährige Kinder sind bis zu 20 Prozent betroffen, allerdings verflüchtigt sich diese Störung meistens im Verlauf der Pubertät wieder. Somnambulismus beginnt überwiegend im ersten Schlafdrittel, erkennbar an einem abwesenden, glasigen Blick, und hält zwischen zwei und 20 Minuten an, währenddem Verletzungsgefahr besteht. Hinterher erinnern sich Schlafwandler nicht daran, ihre Schlafstatt verlassen zu haben.

Syndrom der Schlafphasenverzögerung
Es wird im Englischen auch als „Delayed Sleep Syndrom" bezeichnet. Bei Menschen mit dieser Symptomatik liegt keine Störung der inneren Uhr vor, allerdings ermüden sie erst nach Mitternacht, und schlafen dann vielfach bis weit in den Vormittag beziehungsweise Mittag hinein. Sie sind typische „Eulen".

Zähneknirschen im Schlaf (Bruxismus)
Dieses Phänomen kommt nicht gerade selten vor, in Stresssituationen sogar gehäuft. Die Zähne können dadurch geschädigt werden, was sich durch eine vom Zahnarzt verordnete Beißschiene verhindern lässt. Eine Alternative ist eine Verhaltenstherapie (Entspannungsübungen u. a.)

8 Literatur

Literatur zu Kapitel 1 bis 3

[1] Abrishami A, Khajehdehi A, Chung FA. Systematic review of screening questionnaires for obstructive sleepapnea. Can J Anesth 2010; 85:423–438

[2] American Academy of Sleep Medicine (Hrsg)(2014) ICSD-3 (International Classification of Sleep-Disorders). AASM Resource Library

[3] American Academy of Sleep Medicine (Hrsg). ICSD-3 (International Classification of Sleep). AASM 2014, Darien

[4] American Academy of Sleep Medicine. International classification of sleep disorders,(ICSD-3), 3. Aufl. AASM Medicine 2014, Darien

[5] Backhaus J, Hohagen F, Voderholzer U, Riemann D.Long-term effectiveness of a short-term cognitive-behavioral group treatment for primary insomnia. Eur Arch Psychiatry Clin Neurosci 2001; 251:35–41

[6] Baglioni C, Battagliese G, Feige B, Spiegelhalder K, Nissen C, Voderholzer U, Lombardo C, Riemann D. Insomnia as a predictor of depression: a meta-analytic evaluation of longitudinal epidemiological studies. J Affect Disord 2011; 135:10–19

[7] aglioni C, Regen W, Teghen A, Spiegelhalder K, Feige B, Nissen C, Riemann D. Sleep changes in the disorder of insomnia: a metaanalysis of polysomnographic studies. SleepMed Rev1 2014; 8:195–213

[8] Bratton DJ, Gaisl T, Schlatzer C et al. Comparison of the effects of continuous positive airway pressure and mandibular advancement devices on sleepiness in patients with obstructive sleep apnoea: a network metaanalysis. Lancet Respir Med 2015; 3(11):869–878

[9] ChristensenH, BatterhamPJ, GoslingJA, Ritterband,LM, Griffiths KM, Thorndike FP, Glozier N, O'Dea B, Hickie IB, Mackinnon AJ. Effectivness of an online insomnia program (SHUTi) for prevention ofdepressive episodes (the Good Night Study): a randomised controlled trial. Lancet Psychiatry 2016; 3(4):333–341. doi:10.1016/S2215-0366(15)00536-2

[10] Clinical Guidelines Committee of the American College of Physicians. Management of chronic insomnia disorder in adults: a clinical practice guideline from the American College of Physicians. Ann Intern Med 2016; doi:10.7326/M15-2175

[11] Cronlein T, Geisler P, Langguth B, Eichhammer P, Jara C, Pieh C, Zulley J, Hajak G. Polysomnography reveals unexpectedly high rates of organic sleep disorders in patients with prediagnosed primary insomnia. Sleep Breath 2012; 16:1097–1103

[12] Förstl H. Schlafen – und wie? Govi-Verlag Eschborn 2020

[13] Frölich J, Lehmkuhl G. Psychopharmakologische Behandlungsansätze. In: Wiater A, Lehmkuhl G (Hrg) Handbuch Kinderschlaf – Grundlagen, Diagnostik und Therapie organischer und nichtorganischer Schlafstörungen Schattauer, Stuttgart 2011; 241-253.

[14] Gosling JA, Glozier N, Griffiths K, Ritterband L, Thorndike F, Mackinnon A, Hehir KK, Bennett A, Bennett K, Christensen H. The GoodNight study – online CBT for insomnia for the indicated prevention of depression: study protocol for a randomized controlled trial. Trials 2014; 15:56. doi:10.1186/1745-6215-15-56

[15] Gronfier SC et al. Circadian and ultradian variations of leptin in normal man under continuous enteral nutrition: Relationship to sleep and body temperature. J Clin Endocrinol Metab 1998; 83, 6, (1): 1893–1899

[16] Hertenstein E, Spiegelhalder K, Johann A, Riemann D. Prävention und Psychotherapie der Insomnie. Kohlhammer 2015, Stuttgart

[17] ICD-10 (international statistical classification of diseases and related health problems).1992 WHO, Genf

[18] Insomnia Severity Index: Dieck, A., Morin, C.M. Backhaus, J. (2018) A German version of the Insomnia Severity Index Somnologie22:27–35 doi.org/10.1007/s11818-017-0147-z

[19] Mitchell MD, Gehrman P, Perlis ML, Umscheid CA. Comparative effectiveness of cognitive behavioral therapy for insomnia: a systematic reveiw. BMC Fam Pract 2012; 13(40):1–11

[20] Morin CM, Bélanger L, LeBlanc M, Ivers H, Savard J, Espie CA, Mérette C, Baillargeon L, Grégoire J-P. The natural history of insomnia. Arch Intern Med 2009; 169:447–453

[21] Nishino S. et al. Hypocretin (orexin) deficiency in human narcolepsy. The Lancet 2000; 355 (9197): 39-40

[22] Ohayon MM. Epidemiology of insomnia: what we know and what we still need to learn. Sleep Med 2002; Rev 6:97–111

[23] Punjabi NM. The epidemiology of adult obstructive sleep apnea. Proc Am Thorac Soc 2008; 5(2):136–143

[24] Riemann D, et al. S3-Leitlinie Nicht-erholsamer Schlaf/Schlafstorungen. Kapitel „Insomnie bei Erwachsenen", Update 2016 AWMF-Register Nr. 063/003,Version 2.0 (Dezember 2017) Deutsche Gesellschaft für Schlafforschung und Schlafmedizin 8.1.2020: Gültigkeit der Leitlinie nach inhaltlicher Überprüfung durch das Leitliniensekretariat verlängert bis 30.12.2022

[25] Riemann D, Hornyak M, Voderholzer U, Berger M . Schritt für Schritt auf dem Weg für den erholsamen Schlaf. Münchener Medizinische Wochenschrift 2003; 55 (Sonderheft 2), 479-484.

[26] Riemann D, Perlis ML. The treatments of chronic insomnia: a review of benzo-diazepine receptor agonists and psychological and behavioral therapies. Sleep Med Rev 2009; 13:205–214

[27] Riemann D, Spiegelhalder K, Feige B, Voderholzer U, Berger M, Perlis M, Nissen C. The hyperarousal model of insomnia: a review of the concept and its evidence. SleepMed-Rev 2010; 14:19–31

[28] Riemann D. Ratgeber Schlafstorungen – Informationen für Betroffene und Angehörige, 2. Aufl. 2016; Hogrefe,Gottingen

[29] Saper CB, Scammell TE, Lu J. Hypothalamic regulation of sleep and circadian rhythms. Nature 2005; 437:1257–1263

[30] Shahid A,Wilkinson K,Marcu S, Shapiro CM(Hrsg). STOP, THAT and one hundred other sleep scales. 2012 Springer, NewYork

[31] SmithMT, PerlisML, Park A, SmithMS, Pennington J, Giles DE, Buysse DJ. Comparative metaanalysis of pharmacotherapy and behavior therapy for persistent insomnia. Am J Psychiatry 2002; 159:5–11

[32] Souissi, N. et al. Effect of time of day and partial sleep deprivation on short-term, high-power output. 2008; DOI: 10.1080/07420520802551568
[33] Spiegel, K. et al. Brief Communication: Sleep Curtailment in Healthy Young Men Is Associated with Decreased Leptin Levels, Elevated Ghrelin Levels, and Increased Hunger and Appetite. Ann Intern Med.2004; 141: 846-850
[34] Spielman AJ, Caruso LS, Glovinsky PA . A behavioral perspective on insomnia treatment. Psychiatr Clin North 1987; Am10:541–553
[35] Strehl E (Hrsg.), Blümle H, Szabo B. Alkohol, Coffein, Nikotin – Praxiswissen für die Beratung Govi-Verlag Eschborn 2017.
[36] Strehl E. Ernährungsbasics– Praxiswissen für die Patientenberatung. Govi-Verlag Eschborn 2018
[37] Taasan VC et al. Alcohol increases sleep apnea and oxygen desaturation in asymptomatic men. Am J Med 1981; 71: 240-245
[38] Taheri, S. et al. Short sleep duration is associated with reduced leptin, elevated ghrelin, and increased body mass index PloS medicine 2004; 1(3), e62 DOI: 10.1371/journal.pmed.0010062
[39] Verse T et al. Recent developments in the treatment of obstructive sleep apnea. Am Resp Med 2003; 2: 157-168
[40] Weisel, K. et al. Standalone smartphone apps for mental health -a systematic review and meta-analysis NPJ Digit Med 2019; 2 (2):118
[41] WHO (1992) Kapitel V–F 51.0 Insomnien. In: ICD-10. (international statistical classification of diseases and related healthproblems).WHO,Genf
[42] Wright KP Jr et al. .Influence of sleep deprivation and circadian misalignment on cortisol, inflammatory markers, and cytokine balance Brain Behav Immun 2015; 47:24-34. DOI 10.1016/J.BBI.2015.01.004
[43] www.dgsm.de
[44] Young T, Peppard PE, Gottlieb DJ. Epidemiology of obstructive sleep apnea: a population health perspective. Am J Respir Crit Care Med 2002; 165(9):1217–1239
[45] Zulley J, Knab B. Unsere Innere Uhr. Mabuse-Verlag Frankfurt/M.

Literatur zu Kapitel 4 und 5

Literatur Z-Substanzen

[1] Cirignotta F et al. Pharmacol Biochem Behav 1988; 29: 807-9
[2] Fachinformation Ximovan® Februar 2021
[3] Fachinformation Stilnox® August 2020
[4] Gelbe Liste Stand März 2021
[5] https://pubchem.ncbi.nlm.nih.gov/compound/Zolpidem
[6] Gunja N. The Clinical and Forensic Toxicology of Z-drugs. J. Med. Toxicol. 2013; 9:155–162
[7] Drover DR. Comparative Pharmacokinetics and Pharmacodynamics of Short-Acting Hypnosedatives Zaleplon, Zolpidem and Zopiclone. Clin Pharmacokinet 2004; 43 (4): 227–238
[8] Keup W: Zolpidem und Zopiclon. Geringeres Mißbrauchspotential im Vergleich zu Benzodiazepin-Hypnotika. Arzneimitteltherapie 1998;16: 246-253

[9] Fachinformation Lunivia® November 2020
[10] 1IBM Micromedex Stand März 2021
[11] AWMF S3-Leitlinie Nicht erholsamer Schlaf/Schlafstörungen Update 2016 AWMF-Register Nr. 063/003 Klasse S3 Version 2.0 (Dezember 2017)
[12] Arzneitelegramm Z-DRUGS: FDA warnt vor auch tödlichen Folgen von Schlafwandeln. a-t 2019;50: 48

Literatur Benzodiazepine

[1] IBM Micromedex Stand August 2021
[2] AWMF S3-Leitlinie Nicht erholsamer Schlaf/Schlafstörungen Update 2016 AWMF-Register Nr. 063/003 Klasse S3 Version 2.0 (Dezember 2017)
[3] Fachinformation Mogadan® Stand Mai 2020
[4] Fachinformation Rohypnol® Stand Oktober2018
[5] Fachinformation Noctamid® Stand Juni 2019
[6] Fachinformation Halcion® Stand Mai 2021
[7] Fachinformation Remestan® Stand Juni 2020
[8] Fachinformation Dalmadorm® Stand Dezember 20
[9] Fachinformation Lendormin® Stand Juni 2018
[10] Pagel JF, Parnes BL. Medications for the Treatment of Sleep Disorders: An OverviewPrim Care Companion J Clin Psychiatry. 2001; 3(3): 118–125.
[11] https://www.bfarm.de/SharedDocs/Risikoinformationen/Pharmakovigilanz/DE/RI/2018/RI-benzodiazepin-opium.html
[12] Gelbe Liste Stand März 2021

Literatur Antidepressiva

[1] AWMF S3-Leitlinie Nicht erholsamer Schlaf/Schlafstörungen Update 2016 AWMF-Register Nr. 063/003 Klasse S3 Version 2.0 (Dezember 2017)
[2] Micromedex Stand Juni 2021
[3] Fachinformation Aponal® Tropfen Stand August 2019
[4] Fachinformation Trazodon® Neuraxpharm Stand Februar 2015
[5] Fachinformation Saroten® Tabs Stand November 2018
[6] Fachinformation Stangyl® Tropfen Stand Juni 2020
[7] Fachinformation Remergil® Soltab Stand April 2021
[8] Fachinformation Valdoxan® Stand Mai 2020
[9] https://www.pharmazeutische-zeitung.de/ausgabe-442013/interaktionen-bei-orphan-drugs/
[10] https://drug-interactions.medicine.iu.edu/MainTable.aspx
[11] Camargos EF, Louzada LL, Quintas JL, et al. Trazodone improves sleep parameters in Alzheimer disease patients: a randomized, double-blind, and placebo-controlled study. Am J Geriatr Psychiatry 2014;22(12):1565-74
[12] Goforth HW. Low-dose doxepin for the treatment of insomnia: emerging data Expert Opin Pharmacother 2009 Jul;10(10):1649-55

[13] McCleery J, Cohen DA, Sharpley AL (2014) Pharmacotherapies for sleep disturbances in Alzheimer's disease (review). Cochrane Database Syst Rev. doi:10.1002/14651858.cd009178.pub2
[14] Yeung W-F, Chung K-F, Yung K-P, Ng T. Doxepin for insomnia: a systematic review of randomized placebo-controlled trials. Sleep Med 2015; Rev19:75–83
[15] Gelbe Liste Stand März 2021

Literatur Antipsychotika
[1] Anderson SL, Vande Griend JP Quetiapine for insomnia: a reviewof the literature. Am JHealth SystPharm 2014;71:394–402 140
[2] Cohrs S. Sleep disturbances in patients with schizophrenia. Impact and effects of antipsychotics. CNS Drugs 2008; 22:939–962 141
[3] Monti JM, Monti D. Sleep in schizophrenia patients and the effects of antip antipsychotic drugs Sleep Medicine Reviews 2004; 8(2):133-48
[4] https://www.awmf.org/uploads/tx_szleitlinien/063-003l_S3_Insomnie-Erwachsene_2018-02-verlaengert.pdf
[5] Fachinformation Melperon® ratiopharm Stand Oktober2020
[6] Fachinformation Pipamperon®Neuraxpharm Stand April 2018
[7] Gelbe Liste Stand März 2021
[8] AWMF S3-Leitlinie Nicht erholsamer Schlaf/Schlafstörungen Update 2016 AWMF-Register Nr. 063/003 Klasse S3 Version 2.0 (Dezember 2017)

Literatur Antihistaminika
[1] Vande Griend JP, Anderson SL (2003) Histamine-1 receptor antagonism for treatment of insomnia. J AmPharmAssoc52:210–219
[2] Fachinformation Atarax® Stand Dezember 2016
[3] Fachinformation Atosil® Stand April 2021
[4] Fachinformation Betadorm® Stand Oktober 2020
[5] Fachinformation Schlaftabs® ratiopharm Stand September 2014
[6] IBM Micromedex Stand März 2021
[7] Bulletin zur Arzneimittelsicherheit. Informationen aus BfArM und PEI Ausgabe 01/2021
[8] Gelbe Liste Stand März 2021
[9] AWMF S3-Leitlinie Nicht erholsamer Schlaf/Schlafstörungen Update 2016 AWMF-Register Nr. 063/003 Klasse S3 Version 2.0 (Dezember 2017)

Literatur Melatonin
[1] https://www.abda.de/fileadmin/assets/Arzneimittelkommission/Publikationen/AM_vs_Nem_100727.pdf
[2] Griefahn B, Blaszkewicz M, Gerngroß H, Römer HC: Der Verlauf der Melatoninsynthese als zuverlässiger Indikator der individuellen circadianen Phasenlage. Zbl Arbeitsmed 2002; 52: 43–42.
[3] Xiao Meng, Ya Li, Sha Li, Yue Zhou, Ren-You Gan: Dietary Sources and Bioactivities of Melatonin. Nutrients. 2017; 9 (4) 367.
[4] Xie Z, Chen F, LI WA, Geng X, Li C, Meng X, Feng Y, Liu W, Yu F. A review of sleep disorders and melatonin. Neurol Res 2017;39(6):559-565.

[5] Dollins AB et al. Proc Natl Acad Sci USA 1994; 91: 1824-8
[6] Fachinformation Circadin® Stand September 2019
[7] https://der-arzneimittelbrief.de/de/textdateiupload/2006,40,37_9189.pdf
[8] https://efsa.onlinelibrary.wiley.com/doi/10.2903/j.efsa.2011.2241
[9] https://aok-erleben.de/tryptophan-fuer-dein-wohlbefinden-unsere-top-10-lebensmittel/
[10] Herxheimer A, Petrie KJ. Melatonin for the prevention and treatment of jet lag. Cochrane Database of Systematic Reviews 2002: 2. CD001520
[11] IBM Micromedex Stand März 2021
[12] AWMF S3-Leitlinie Nicht erholsamer Schlaf/Schlafstörungen Update 2016 AWMF-Register Nr. 063/003 Klasse S3 Version 2.0 (Dezember 2017)
[13] Bartoli AN, De Gregori S, Molinaro M, Broglia M, Tinelli C, et al. (2012) Bioavailability of a New Oral Spray Melatonin Emulsion Compared with a Standard Oral Formulation in Healthy Volunteers. J Bioequiv Availab 4: 096-099. doi:10.4172/jbb.1000120
[14] Liira J, Verbeek JH, Costa G, et al. Pharmacological interventions for sleepiness and sleep disturbances caused by shift work. Cochrane Database of Systematic Reviews 2014: 8. CD009776.pub2
[15] Kirchhoff F, Paditz E, Erler T, Kerzel S, Eichholz S, Schlarb A, Schneider B. Einsatz von Melatonin bei Kindern mit Schlafstörungen – Stellungnahme der Arbeitsgruppe Pädiatrie der Deutschen Gesellschaft für Schlafforschung und Schlafmedizin e. V. (DGSM)1 Aktuelle Kinderschlafmedizin 2018

Literatur L-Tryptophan

[1] Fachinformation Ardeydorm® Stand Oktober 2017
[2] Nährstoffdatenbank des US-Landwirtschaftsministeriums, 22. Auflage
[3] L-Tryptophan – nature's answer to Prozac (Memento vom 16. März 2016 im Internet Archive) by James South MA
[4] a-t 1992; Nr. 2: 23-4
[5] a-t 1996; Nr. 10: 93-4
[6] Schneider-Helmert, D. und Spinweber, C. L., Evaluation of L-tryptophan for treatment of insomnia: a review. Psychopharmacology (Berl). 1986; 89: 1-7
[7] Hartmann, E., Effects of L-tryptophan on sleepiness and on sleep. J. Psychiatr. Res. 1982; 17: 107-113
[8] AWMF: S3Leitlinie Nicht erholsamer Schlaf/Schlafstörungen Kapitel „Insomnie bei Erwachsenen", Update 2016 AWMF-Register Nr. 063/003 Klasse S3 Version 2.0 (Dezember 2017)
[9] Dongming Wang, MSa,b, Wenzhen Li, MDc , Yang Xiao, MSa , Wulong Hed , Weiquan Wei, MSa , Longyu Yang, MSa , Jincong Yu, MDa , Fujian Song, MDe , Zengzhen Wang, MSa, Tryptophan for the sleeping disorder and mental symptom of new-type drug dependence A randomized, double-blind, placebo-controlled trial. Medicine 2016; 95:28(e4135)
[10] Wedekind D, Havemann-Reinecke U Tryptophan-Depletion bei entgifteten alkoholabhängigen Männern: Serotonerge Funktion, Substanzverlangen und Psychopathologie im Zusammenhang mit dem Serotonintransporter-Genotyp. Blickpunkt der Mann 2009; 7 (3) 31-35

Literatur Pflanzliche Sedativa

[1] Fachinformation Kytta Sedativum® Stand April 2021
[2] Fachinformation Ardeysedon® StandJuli 2013
[3] Fachinformation Baldriparan® Stand September 2020
[4] Fachinformation Passidon® Stand August 2015
[5] Fachinformation Luvased® Nacht zum Einschlafen Stand Januar 2018
[6] Wichtl M. Teedrogen. Ein Handbuch für die Praxis auf wissenschaftlichen Grundlagen. 6., vollständig neu bearbeitete und erweiterte Auflage. Stuttgart: Wiss. Verl. Ges., 2016
[7] Guadagna S, Barattini DF, Rosu S, Ferini-Strambi L. Plant Extracts for Sleep Disturbances: A Systematic Review. Hindawi Evidence-Based Complementary and Alternative Medicine Volume 2020, Article ID 3792390, 9 pages
[8] https://www.thieme.de/de/naturheilverfahren/wirkmechanismus-passionsblume-82921.htm. Zeitschrift für Phytotherapie 5/2014
[9] Awad R, Muhammad A, Durst T, Trudeau VL, Arnason JT. Bioassayguided fractionation of lemon balm (Melissa officinalis L.) using an in vitro measure of GABA transaminase activity. Phytother. 2009; Res. 23, 1075–1081.
[10] https://www.ema.europa.eu/en/documents/other/hmpc-monographs-overview-recommendations-uses-herbal-medicinal-products-paediatric-population_en.pdf
[11] https://kfn-ev.de/pressekonferenzen/2002/phytotherapie-und-angst/497-prof-dingermann-statement-maerz-2002/file

Literatur Homöopathika

[1] AWMF S3-Leitlinie Nicht erholsamer Schlaf/Schlafstörungen Update 2016 AWMF-Register Nr. 063/003 Klasse S3 Version 2.0 (Dezember 2017)
[2] Cooper KL, Relton C. Homeopathy for insomnia: a systematic review of research evidence. Sleep Med Rev 2010;14:329–337
[3] Ernst E. Homeopathy for insomnia and sleeprelated disorders: a systematic review of randomized controlled trials. Focus Altern Complement Ther 2011; 16:195–199
[4] Homöopathisches Repetitorium DHU (1994)

Literatur Vitamine

[1] Aspy DJ, Madden NA, Delfabbro P, Effects of Vitamin B6 (Pyridoxine) and a B Complex Preparation on Dreaming and Sleep. Perceptual and Motor Skills 2018 0(0) 1–12
[2] Gao Q, Kou T, Zhuang B,Ren Y, Dong X, Qiuzhen Wang Q, The Association between-Vitamin D Deficiency and Sleep Disorders: A Systematic Review and Meta-Analysis. Nutrients, 2018 Oct 1;10(10):1395
[3] Al-Shawwa B, Ehsan Z, David G Ingram Vitamin D and sleep in children Sleep Med 2020 Jul 15;16(7):1119-1123.
[4] Majid MS, Ahmad HS, Helli Bizhan, Hosein HZM, Mohammad A. The effect of vitamin D supplement on the score and quality of sleep in 20-50 year-old people with sleep disorders compared with control group . Nutr Neurosci 2018 Sep;21(7):511-519.
[5] Ji X, Grandner MA, Liu J. Review Article The relationship between micronutrient status and sleep patterns: a systematic review. Public Health Nutrition 2016; 20(4): 687–701

Literatur Aromatherapie

[1] Scientific Opinion on the substantiation of health claims related to apple cider vinegar and bowel motor function (ID 1377) pursuant to Article 13(1) of Regulation (EC) No 1924/2006, EFSA Journal 2009; 7(9):1230-40, doi:10.2903/j.efsa.2009.1230
[2] Henley DV, Lipson N, Korach KS, et al.: Prepubertal gynecomastia linked to lavender and tea tree oils. N Engl J Med 2007; 356:479-485
[3] Hwang
[4] E,Shin S. The effects of aromatherapy on sleep improvement: a systematic literature review and meta-analysis. J Altern Complement 2015;Med21:61–68
[5] Cheong MJ, Kim S, Kim JS, Le H, Lyu YS, Lee YR, Jeon B, Kang HW. A systematic literature review and meta-analysis of the clinical effects of aroma inhalation therapy on sleep problems. Medicine (Baltimore).2021 Mar 5; 100(9): e24652
[6] ÖAB 2008/024: Species sedativa
[7] Ph. Helv. 11: Species sedativa
[8] https://www.ema.europa.eu/en/documents/other/hmpc-monographs-overview-recommendations-uses-herbal-medicinal-products-paediatric-population_en.pdf
[9] IBM Micromedex Stand August 2021
[10] Drug Database for Acute Porphyria. http://www.drugs-porphyria.or

9 Abkürzungsverzeichnis

ADHS	Aufmerksamkeitsdefizit-Hyperaktivitätsstörung
AHI	Apnoe-Hypopnoe-Index
BMI	Body Mass Index
COPD	Chronic Obstructive Pulmonary Disease
CPAP	Continuous Positive Airway Pressure
DLMO	Dim Light Melatonin Onset
EMS	Eosinophilie Mylagie Syndrom
EEG	Elektroenzephalogramm
EFSA	European Food Safety Authority
ESS	Epworth Sleepiness Scale
GRAS	Generally Recognized As Safe
HMPC	Committee on Herbal Medicinal Products
ICSD	Internationale Klassifikation der Schlafstörungen
ISI	Insomnia Severity Index
KVT	Kognitive Verhaltenstherapie
lx	Lichstärke Lux, kur lx. 1 lx= 1 lm/qm
MAO	Monoamino-Oxidase-Hemmer
NAPOS	Norwegian Porphyria Centre
OSA	Obstruktive Schlafapnoe
PAP	Positive Airway Pressure
PLMS	Periodic Limb Movement In Sleep
PSQI	Pittsburgh Sleep Quality Index
PTBS	Posttraumatische Belastungsstörung
RBD	REM Sleep Behaviour Disorder
REM	Rapid Eye Movement
RLS	Restless Legs Syndrom
SBAS	Schlafbezogene Atmungsstörungen
SCN	Suprachiasmatic Nucleus
SF-A	Schlaf-Fragebogen A
SF-B	Schlaf-Fragebogen B
SSRI	Selective Serotonin Reuptake Inhibitor

10 Stichwortverzeichnis